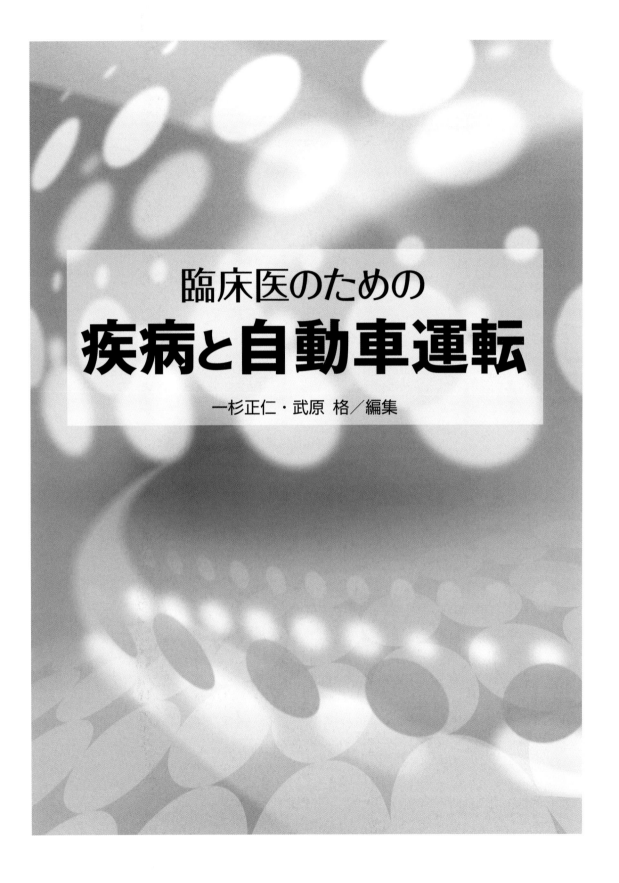

執筆者一覧

編集

一杉正仁	滋賀医科大学社会医学講座法医学部門 教授
武原　格	東京都リハビリテーション病院 リハビリテーション 部長

執筆（執筆順）

米本恭三	東京慈恵会医科大学 名誉教授
一杉正仁	滋賀医科大学社会医学講座法医学部門 教授
武原　格	東京都リハビリテーション病院 リハビリテーション 部長
坂田裕之	警察庁交通局運転免許課 警察庁技官
上村直人	高知大学医学部精神科 講師
上村修一	宇都宮西ヶ丘病院 副院長
堀　　彰	宇都宮西ヶ丘病院
原　　隆	アイ・こころのクリニック 院長
川合謙介	自治医科大学医学部脳神経外科 主任教授
梁　成勲	国際医療福祉大学熱海病院神経内科 脳卒中・神経センター
永山正雄	国際医療福祉大学医学部神経内科学 教授／国際医療福祉大学熱海病院 副院長
渡邉　修	東京慈恵会医科大学附属第三病院リハビリテーション科 教授
加藤徳明	産業医科大学リハビリテーション医学講座 助教
林　泰史	原宿リハビリテーション病院 名誉教授
諏訪　哲	順天堂大学医学部附属静岡病院循環器科 先任准教授
松村美穂子	上都賀総合病院 糖尿病センター センター長
三宅康史	帝京大学医学部救急医学講座 教授／帝京大学医学部附属病院高度救命救急センター センター長
栁原万里子	東京医科大学睡眠学講座 講師／睡眠総合ケアクリニック代々木
井上雄一	東京医科大学睡眠学講座 教授／睡眠総合ケアクリニック代々木 理事長
笠原悦夫	JR東日本健康推進センター 副所長
久米川浩一	東京慈恵会医科大学眼科学講座 講師
村上　節	滋賀医科大学産科学婦人科学講座 教授
辻俊一郎	滋賀医科大学産科学婦人科学講座 講師

（執筆時点）

推薦の言葉

　自動車の運転はわれわれにとって日常的な活動であり，多くの地域で生活の必須条件となっている．一方で，自動車の運転は社会全体の安全に関わっている．

　医師法第1条で規定されている，「公衆衛生の向上に努めなければならない」という義務を果たすために，医師は患者の自動車運転に関しても適切なアドバイスを行う必要がある．また，医師法第23条で，「医師は診療した本人等に対し，療養の方法等必要な事項の指導をしなければならない」と規定されている．すなわち，診療において患者の日常生活背景を考慮したさまざまな療養指導を行う義務があるとしており，それには当然，自動車運転に関することも含まれる．

　さて，近年，AIの進歩・応用に伴って自動運転機能が急速に発展し，部分的な自動運転が行えるレベル2の技術を搭載した車両も出現している．もちろん，そこには対応の主体である運転者の自動車運転に必要な認知，判断，操作能力が求められる．自動車の運転は，さまざまな能力が複雑に関与するため，運転能力を正確に判断することは容易ではない．特に高齢になると，視力，反応動作などの身体的特性の低下，情報処理，注意配分，集中力の低下といった脳機能の低下などがみられる．さらに，合併するさまざまな疾病の影響により機能低下をきたすことが多い．人の健康に関わるスペシャリストの医師は，個々の患者を診察する過程で，自動車運転能力を正確に見極めなければならない．

　さらに，交通事故の原因の約1割は，運転者の体調変化に起因すると考えられている．このような事故を予防するには，運転者が個々の体調管理を厳格に行うことはもちろんのこと，対応する医師が運転者の健康状態を良好に保つ努力を行う必要があろう．今後の交通事故死傷者を減じ予防する鍵を握っているのは，医師であると言っても過言ではない．

　本書は，自動車運転者に対する医学的な対応をまとめたバイブルである．1人の患者が複数の疾病を持っていることは少なくない．そのため，幅広く疾病と自動車運転の関係を理解し知識を深める必要がある．本書の内容は，医師として自動車運転者と向き合うために，臨床各科における具体的対応まで幅広く網羅している．執筆者は運転の重要性に着目し，臨床の最前線でご活躍されている経験豊富な先生方にお願いしている．従来このような書籍は類がなく，日常診療を行う際の必携書と考えられる．臨床諸家におかれては，本書を有効活用して患者に適切な助言・指導を行っていただくことを希望する．そして，わが国における交通事故死傷者が低減されることを願ってやまない．

2018年1月吉日

東京慈恵会医科大学名誉教授　**米本恭三**

序文

　近年，高齢者の引き起こす交通事故が社会的な注目を集めている．特に認知症については2017年に道路交通法が改正され，より効果的に認知症ドライバーの引き起こす交通事故を予防する方針となった．同様な例として，てんかんが挙げられる．2011年4月に栃木県鹿沼市で，2012年4月に京都府京都市で運転手が意識障害を伴う発作により多数の死傷者を伴う事故が発生したことを契機として，2013年に道路交通法が改正された．

　しかし実際には，認知症やてんかんの他にも自動車運転に影響を及ぼす疾病は多く，また，一人の患者が複数の疾病を持っていることも珍しくない．その結果，多くの薬剤を内服しているのが現実である．疾病と運転について注目すると，脳卒中，糖尿病，緑内障など各種疾患ごとに運転との関係について医学雑誌の特集として組まれることはあるが，運転を中心に各種疾病との関係についてまとめられた書籍はこれまでなかったと思う．医師は，運転の可否について相談されることも多く，また運転に関する診断書を記載する立場でもある．それゆえ，多くの疾病を抱えている患者に対して，自動車運転に関する適切な指導を行うためには，疾病と運転に関する包括的な知識を備えていなければならない．

　さて，公共交通機関が発達していない地域では，自動車を自分で運転できるかどうかが自立した生活の継続に大きく影響する．したがって，多くの実地医家は，自らの患者ができる限り自動車運転を継続することで，社会参加できることを願っている．しかし，その一方で自動車事故が生じた場合の悲惨な結末を考え，運転中止を勧めることに頭を悩ませているであろう．

　本書は，実地医家が患者の自動車運転に関する指導や運転の可否判断を行う一助になることを目的としている．臨床現場で遭遇する様々な疾病に対し，自動車を運転する際，留意すべき点について「臨床医のための疾病と自動車運転」としてまとめることができた．執筆者の選定にあたっては，近年注目が集まっている分野であり，まだ多くの未解決な課題も残っている中，自動車運転を行う患者と真摯に向き合っている方々にお願いした．ご多忙の中，編者の意図を汲んでいただき，たいへんわかりやすく，ハイレベルでコンパクトにまとまった玉稿をいただいた．この場を借りて厚く御礼申し上げる．

　今後さらなる高齢社会を迎える本邦において，医療者は，「疾病を抱える人々が安全に自動車運転を継続するためには」という視点を持つべきである．安全な交通社会の実現のためには，患者の生活背景までを考慮した実地医家の参加が不可欠である．本書が患者の自動車運転を考えるきっかけとなり，諸家が直面する問題を解決する一助となることを期待する．

2018年1月吉日

一杉正仁

武原　格

目次

推薦の言葉 ………………………………………………………… 米本恭三　iii
序　文 ……………………………………………………… 一杉正仁／武原　格　iv

第Ⅰ章　総　論

Ⅰ-1　疾患管理の重要性 ………………………………………… 一杉正仁　2
Ⅰ-2　診断書記載について ……………………………………… 武原　格　9
Ⅰ-3　病気に係る運転免許制度について ……………………… 坂田裕之　20

第Ⅱ章　各　論

Ⅱ-1　認知機能障害 ……………………………………………… 上村直人　32
Ⅱ-2　統合失調症・躁うつ病などの精神疾患 ………… 上村修一／堀　彰／原　隆　41
Ⅱ-3　てんかん …………………………………………………… 川合謙介　49
Ⅱ-4　脳血管疾患 ………………………………………………… 武原　格　58
Ⅱ-5　神経変性疾患 …………………………………… 梁　成勲／永山正雄　65
Ⅱ-6　高次脳機能障害 …………………………………………… 渡邉　修　73
Ⅱ-7　切断・運動器障害 ………………………………………… 加藤徳明　80
Ⅱ-8　変形性頸髄症 ……………………………………………… 林　泰史　86
Ⅱ-9　心疾患 ……………………………………………………… 諏訪　哲　93
Ⅱ-10　糖尿病 ……………………………………………………… 松村美穂子　103
Ⅱ-11　意識障害 …………………………………………………… 三宅康史　110
Ⅱ-12　睡眠障害 ……………………………………… 栁原万里子／井上雄一　117
Ⅱ-13　がん ………………………………………………………… 笠原悦夫　127
Ⅱ-14　眼疾患（緑内障など） …………………………………… 久米川浩一　136
Ⅱ-15　妊　娠 ………………………………………… 村上　節／辻俊一郎　141
Ⅱ-16　薬　剤 ……………………………………………………… 一杉正仁　147

索　引 ……………………………………………………………………… 155

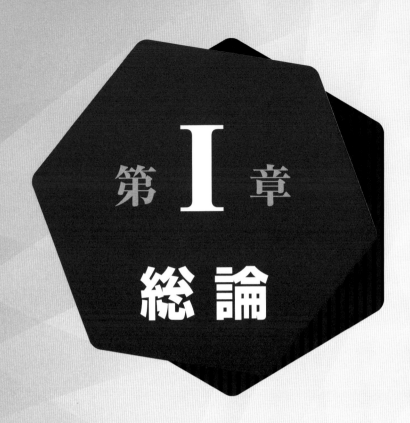

第 I 章

総論

1 疾患管理の重要性
2 診断書記載について
3 病気に係る運転免許制度について

1 疾患管理の重要性

1 運転者の体調変化による事故

　自動車の運転には複雑な認知・判断・操作能力を要するため，何らかの体調変化によってこれらの能力が低下すれば，安全な運転ができなくなり，事故につながる．特に，意識障害が生じると，自動車の運転に大きな影響が生じることは自明である．近年，自動車運転者の体調変化に起因した重大事故が散見されるようになり，次第に社会全体がこの問題を注視し，運転者の体調管理の重要性が認識されるようになった．2011（平成23）年に栃木県鹿沼市で発生した6人の死亡事故，2012（平成24）年に京都府祇園で発生した8人の死亡事故では，いずれも運転者のてんかん発作が事故原因と考えられた．また，群馬県の関越道で45人が死傷する事故では，運転者の睡眠障害が事故原因と考えられた．このような，運転者の体調変化による事故を予防するためには，われわれ医師による介入が不可欠である．

　さて，ひとたび運転中に大きな発作や重篤な体調変化が生じると，十分な運転操作ができなくなり，高率に事故に至る．自動車運転中の突然死例を対象にした検討では，事故直前に回避行動が認められたのは，わずか26.5％であった[1]．また，職業運転者を対象にした後記の調査でも，体調変化の直後にハンドル操作や制動を行って事故を回避できたのは，対象例の35.3％であった[2]．したがって，運転中の体調変化そのものを予防する必要があり，そのためには，医師が自動車運転を念頭に置いた療養指導を行わなければならない．患者の疾病を良好な状態にコントロールすることは，本人の健康のみならず社会安全を維持するうえでも求められている．

2 運転中の体調変化はどのくらい起きているか

　わが国では体調変化に起因した事故を包括的に収集するシステムがなく，したがって，公式統計で体調変化に起因した事故の発生頻度を明らかにすることはできない．さらに，事故の原因究明がおろそかなこともあり，結果的に交通外傷と診断された患者の中には，運転中の体調変化に起因した例が潜在する．2003〜2004（平成15〜16）年にフィンランドで発生した交通死亡事故例を調査した結果，10.3％は運転者の体調変化に起因していたという[3]．2002〜2006（平成14〜18）年にカナダで交通事故死剖検例を対象にした調査では，全例の9％で運転者の冠動脈疾患が事故原因となった[4]．このように，交通事故死の約1割で，運転者の体調変化が事故原因となっている．わが国では，2011〜2012（平成23〜24）年に栃木県で行われた前向き研究によると，自動車運転者の事故のうち意識消失が先行したのは7.5％であった[5]．したがって，事故の約1割が運転者の体調変化によって引き起こされていると考えることは妥当であろう．

表1 運転中の体調変化の実態 (文献6〜8より引用, 改変)

	タクシー運転者（A地区）	タクシー運転者（B地区）	タンクローリー運転者（C地区）
運転中に体調が悪化した経験がある	22.6%	32.6%	33.3%
体調変化が原因で事故を起こした経験がある	3.0%	0.4%	0%
体調変化によりヒヤリハットした経験がある	15.8%	11.9%	15.7%

　日常的に自動車運転を行う職業運転者では，特に運転中の体調変化が生じやすいと考えられる．筆者らはこれまで，複数の都県における法人タクシー運転者とタンクローリー運転者を対象に調査を行った（表1）[6)〜8)]．その結果，運転中に体調変化をきたしたことがある人は22.6〜33.3％を占めていた．また，体調変化が原因で事故を起こした経験がある人は0〜3.0％，事故に至らなかったがヒヤリハットした経験がある人は11.9〜15.8％であった．やはり，1割以上の運転者が，自動車運転中の体調変化で事故あるいは事故になりそうな状況に陥っていた．

　一方で，疾病罹患者を対象にした横断的調査でも，自動車運転中に当該疾患に起因した体調不良を経験する人が，ある一定割合で認められる．埼玉県内の大学病院神経内科外来通院患者を対象にした調査では，脳梗塞，てんかん，パーキンソン病，片頭痛患者の計288人中8人が，運転中に体調不良に陥っていた[9)]．また，栃木県内の病院に通院中の糖尿病患者を対象にした調査では，1型糖尿病患者の35.6％，内服薬のみを使用している2型糖尿病患者の2.7％が，運転中に低血糖発作を経験したことがあった[10)]．このように，運転中の体調変化は，身近で起きているのである．

3 体調変化の原因

1 職業運転者を対象にした調査

　わが国では，「運転者の疾病により，事業用自動車の運転を継続できなくなった」場合には，「自動車事故報告規則」に基づいて，その旨を国土交通省に届け出ることになっている．筆者らが，情報開示請求を通してこの詳細を分析したところ，原因疾患では，脳卒中が最も多く，心疾患，失神，消化器疾患と続いた（図1）[2)]．生命に危機的となるような重症疾患だけでなく，比較的日常的な疾患も，正常な運転を妨げる原因となっていた．

2 医療機関における調査

　医療機関によって対象とする患者の疾患や重症度が異なるため，わが国全体における疾患別発生頻度を明らかにすることは困難である．前記のとおり，神経疾患や糖尿病など，特定の疾患を対象にした調査でも，ある一定の割合で運転中の体調変化が生じている．ここでは，重症や死亡例を対

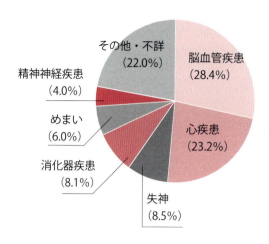

図1 職業運転者における運転中の体調変化の原因（文献2より引用，改変）

象とすることの多い救急医療機関および法医剖検例における調査結果を紹介する．

　救急医療施設からの報告では，運転中の体調変化の原因として不整脈，てんかん，脳血管障害などが多く報告されている[11)12)]．そのほか，糖尿病患者の低血糖症，向精神薬による副作用，失神，急性薬物中毒などが挙げられている[5)13)]．運転中の突然死剖検例を対象とした検討では，その原因として虚血性心疾患が最も多く，脳血管疾患，大動脈疾患が続いた[1)14)]．

自転車・自動二輪車乗車中にも

　これまで述べたように，四輪自動車運転中には一定の割合で体調変化が生じ，事故に至ることがある．当然のことながら，このような現象は自転車や原付・自動二輪車（以下，二輪）乗車中にも生じうる．しかし，自転車や二輪における体調起因性の事故についてのエビデンスは乏しい．その原因として，診断が困難なことが挙げられる．四輪車では，運転者が意識を消失していた様子や走行の軌跡から，運転者の意識消失などを推定することができる．しかし，自転車や二輪では，事故時に必ず運転者は転倒して発見されるが，直前に意識を消失していたかなどを客観的に判断することが困難である．したがって，生存者が医療機関に搬送後に自ら申し出ることによって，はじめて診断できる．筆者らは，これらの問題点を鑑み，剖検によって死因が内因性疾患と診断された自転車・二輪運転者の事故例を解析し，エビデンスの構築に努めた[15)16)]．自転車運転者の55剖検例のうち，16例は運転中に発症した内因性疾患で死亡しており，87.5％は心疾患であった．また，事故による外傷で死亡した群と病死群で背景を比較したところ，病死群では生活習慣病の既往がある人の割合が有意に高かった．次に，二輪運転者の29剖検例についても同様の検討を行ったところ，病死例が7例を占め，虚血性心疾患，大動脈解離，脳血管障害が死因であった．やはり，病死例では心血管疾患や生活習慣病の既往率が有意に高かった．したがって，自転車や二輪事故の死傷者を診察する際には，事故の原因が体調変化に起因するかを念頭に置く必要がある．また，自転車や

二輪を運転する患者を診察する際には，四輪自動車を運転する際と同様の注意，指導を行う必要があろう．

 法律で定められていること

　わが国では，2002（平成14）年6月に改正された道路交通法（以下，道交法）で，特定の疾患患者が一律に自動車運転免許を取得できないという欠格事由が廃止され，免許取得の可否について個別に判断されることとなった．これは，交通社会の安全を保ちつつ，障害者が社会に参加できる機会を確保することを目的としている．まず，これが大前提となる．そのうえで，道交法第66条では，「何人も，過労，病気，薬物の影響その他の理由により，正常な運転ができないおそれがある状態で車両等を運転してはならない」と規定されている．したがって，自動車を運転する人に対しては，健康管理を適切に行うことが自己責任として求められている．また，職業運転者に対しては，事業所として体調起因事故の予防に取り組むことが求められている．すなわち，各職場では健康診断結果や医師の意見を踏まえた運転者の健康状態を把握すること，点呼時に適切な判断や対処を行うこと，運転中に異変が生じた場合に適切な対処をとることが求められている[17]．このように，患者の健康管理をサポートすることや，職業運転者の健康状態を正確に把握し，事業主に適切な助言を行うことなども医師の重要な役割である．

　2014（平成26）年6月より施行された改正道交法では，一定の病気等に該当する者を診察した医師が，診察結果の内容などを国家公安委員会に届け出ることができるようになった．そして，その行為は刑法の守秘義務に関する規定に抵触しない．この法は，医師の指示に従わず，治療薬の内服など必要な疾患のコントロールが不十分な人が自動車を運転し，疾患に起因した事故を起こすことを予防するものである．

 予防のために医師が行うべきこと

　医師法第23条で，「医師は診察した本人等に対し，療養の方法等必要な事項の指導をしなければならない」と規定されている．自動車を運転することは国民にとって日常的な活動といえる．したがって，医師は患者の自動車運転に関する助言を適切に行う必要がある．すなわち，自動車の運転可否を助言するだけでなく，自動車運転を前提とした健康管理，患者の状態に応じた運転中の注意などを行うことである．

　まず，前述のように，どのような疾患や症候であっても，そのコントロールを良好に保つことである．患者のアドヒアランスが高く疾病管理が良好であれば，運転中の異変は少ない．タクシー運転者を対象にした筆者らの調査では，罹患している疾患に対して，規則正しく主治医のもとに通院している割合が高いと，運転中の体調変化による事故やヒヤリハットの経験が有意に低かった[18]．したがって，患者に対しては，疾患を良好にコントロールすることを指導するとともに，治療に対

表2 体調変化が生じた際の運転者の行動 (文献6～8より引用, 改変)

	タクシー運転者 （A地区）	タクシー運転者 （B地区）	タンクローリー運転者 （C地区）
事業所に申告し，ただちに運転を止めた	26.7%	55.3%	23.5%
しばらく休んでから運転を再開した	63.3%	26.5%	64.7%
そのまま運転を続けた	10.0%	14.6%	11.8%

するアドヒアランスを高める必要がある．

　次に，患者に行うべき注意として，体調が悪いときにはハンドルを握らない，あるいは運転中に体調が悪化した際には無理に運転を継続しない，ということが挙げられる．職業運転者を対象にした調査では，運転中に体調変化が生じた際に，事業所に申告して運転を中止した人は23.5～55.3％であり，そのまま運転を継続した人が10.0～14.6％も占めていた（表2）[6～8]．職業運転者のみならず，一般の運転者にもこのような傾向があると予想される．体調変化によって運転を継続できなくなった人の多くは，発症前に何らかの異変が感じ取られているという．米国における検討では，自動車運転中に失神発作を起こした人の87.4％が，発作前に何らかの前駆症状を自覚したという[19]．職業運転者を対象にしたわが国における検討でも，乗務開始から運転中止までの時間が短いほうが，当該疾患による運転者の死亡率や事故に至る率も低かった[2]．したがって，体調変化が生じたときに，すみやかに運転を中止すべきといった指導を徹底する必要がある．

　次に，検査や診療の過程で薬剤を投与した際には，その旨を患者に説明する必要がある．例えば，眼科の検査の際に，薬剤で散瞳させることがある．この検査の後に自動車を運転することは危険であり，したがって，事前に自動車を運転して来院しないような説明が必要である．また，内視鏡検査で鎮静薬を投与することがあるが，この点も同様であり，患者に使用する薬剤についての説明を行うべきである．かつて，逆流性食道炎と診断された60歳代の女性が，内視鏡検査を受けた．睡眠導入薬であるドルミカム®の静脈注射後に内視鏡検査を受け，終了後に拮抗薬であるアネキセート®が投与された．女性は自動車を運転して帰路についたが，運転中に意識が朦朧として衝突事故を起こした．のちに民事裁判となったが，検査の際に睡眠導入薬が用いられることや，検査後に自動車を運転することが危険であるとの説明義務違反があったとして，病院に対する損害賠償請求が認められた[20]．

社会の目は厳しい

　近年は，社会の目も厳しくなり，体調起因性事故の厳罰化などを求める声が高まった．2014（平成26）年5月から施行された「自動車運転死傷行為処罰法」では，第3条2項により「自動車運転に支障を及ぼすおそれがある病気として，政令で定めるものの影響により，その走行中に正常な

運転に支障が生じるおそれがある状態で自動車を運転し，よって，その病気の影響により正常な運転が困難な状態に陥り，人を死傷させた者」は，「危険運転致死傷」として罰せられる．政令で定める疾患としては，統合失調症，てんかん，低血糖，重度の睡眠時無呼吸症候群などが明記されている．すなわち，疾患のコントロールが不良で，事故につながるであろうことが予想された状態で運転し，その結果事故が生じたことは故意犯として扱われることになり，より厳しい刑事責任が追及されるようになった．2012年栃木で発生したてんかん患者によるクレーン車暴走事故では，患者が抗てんかん薬を服用していなかったことを知っていた母親が，不法行為責任を問われ，患者とともに賠償命令が出されている[20]．

8 おわりに

　自動車を運転する人に対して医師が行わなければならないことは多々ある．特に，今後は高齢運転者が増加していくため，さまざまな疾患を有する運転者は増えてくる．したがって，医師が自動車の運転に配慮した療養指導を行う機会も増える．医師は，患者の運転能力を正確に判断して，患者に効果的な助言を与えるべきである．すなわち，その患者に「自動車の安全な運転に必要な認知，予測，判断又は操作のいずれかに係る能力」があるかを見極め，適切な指導をする必要がある．

文献

1) Motozawa Y, et al：Sudden death while driving a four-wheeled vehicle：an autopsy analysis. *Med Sci Law* **48**：64-68, 2008
2) Hitosugi M, et al：Sudden illness while driving a four-wheeled vehicle：a retrospective analysis of commercial drivers in Japan. *Scand J Work Environ Health* **38**：84-87, 2012
3) Tervo TM, et al：Observational failures/distraction and disease attack/incapacity as cause(s) of fatal road crashes in Finland. *Traffic Inj Prev* **9**：211-216, 2008
4) Oliva A, et al：Autopsy investigation and Bayesian approach to coronary artery disase in victims of motor-vehicle accidents. *Atherosclerosis* **218**：28-32, 2011
5) 岩田健司：意識消失による自動車事故症例の検討．*Prog Med* **32**：2271-2274, 2012
6) 一杉正仁・他：タクシー運転者における健康起因事故の背景調査，効果的な事故予防対策の立案．日本損害保険協会医研センター（編）：交通事故医療に関する一般研究助成 研究報告書集 2012年度．pp373-381, 2014
7) 馬塲美年子・他：タンクローリー運転者に対する運転と体調変化に関する意識調査―体調変化に起因する事故を予防するために―．日職災医会誌 **63**：120-125, 2015
8) 馬塲美年子・他：タクシー運転者の健康管理と体調変化に関する意識調査―健康起因事故を予防するために―．日交通科会誌 **15**：28-35, 2016
9) 一杉正仁・他：運転者の体調変化による事故発生状況の実態調査と交通事故死低減に向けた効果的予防対策の提言．日本交通科学学会（編）：損害保険協会自賠責運用益拠出事業 平成23〜25年度報告書．一般社団法人日本交通科学学会, 2015
10) 松村美穂子・他：糖尿病患者の自動車運転．*Prog Med* **32**：1605-1611, 2012

11) 田熊清継・他：内因性疾患による交通外傷の検討．日救急医会誌　17：177-182, 2006
12) 篠原一彰・他：運転中の急病発症―過去17年間に当院ERで経験した事例の紹介と総括―．*Prog Med*　32：1601-1604, 2012
13) 本多ゆみえ・他：意識消失による交通事故―予防的観点から―．交通科学研究資料　54：64, 2013
14) 一杉正仁・他：運転中の突然死剖検例の検討．日交科協会誌　7：3-7, 2007
15) Hitosugi M, et al：Comparison of the injury severity and medical history of disease-related versus trauma-related bicyclist fatalities. *Leg Med (Tokyo)*　18：58-61, 2016
16) Takeda A, et al：Autopsy cases of motorcyclists dying of trauma or diseases. *Am J Forensic Med Pathol*　38：222-225, 2017
17) 一杉正仁：運転管理に必要な疾病・薬剤の知識．労働科学　87：240-247, 2011
18) Hitosugi M, et al：Main factors causing health-related vehicle collisions and incidents in Japanese taxi drivers. *Rom J Leg Med*　23：83-86, 2015
19) Sorajja D, et al：Syncope while driving：clinical characteristics, causes, and prognosis. *Circulation*　120：928-934, 2009
20) 馬場美年子：健康起因事故と医学と法律．医学と看護社, 2016

2 診断書記載について

1 はじめに

　一定の病気等をもつ人が自動車運転を行いたい場合は，医師の診断書が必要となる．2014（平成26）年6月1日より施行となった改正道路交通法（以下，改正道交法）では，免許の取得時および更新時に通常の検査の他に，申告者に対し過去5年以内の自己の症状に関する質問票に記載を求めており，「はい」と回答した場合は，医師の診断書の提出を求められる場合がある．
　2016（平成28）年11月16日付けで警察庁交通局運転免許課長より「認知症に係る診断書提出命令制度の円滑な運用のためのご協力のお願いについて」が，認知症に係る専門医や都道府県医師会等に通知された．2016年11月30日付けで警察庁交通局運転免許課長および警察庁交通局交通企画課長から各管区警察局広域調整担当部長，警視庁交通部長，各道府県警察本部長宛に「臨時適性検査等に係る都道府県医師会等との更なる連携強化について」に関する通達があった．そしてリスクの高い運転者への対策として，高齢運転者対策の推進を目的に，2017（平成29）年3月12日改正道交法が施行され，認知機能検査の結果に基づいた高度化，合理化した高齢者講習が実施されるようになった．そこで認知症のおそれがある場合は，医師の診断書提出が求められることがある．
　このように，医師が自動車運転に関する診断書を記載する機会は増加しているものの，運転の可否について明確に判断することが困難な事例や，診断書を記載することに不慣れなこと，診断書記載に伴う責任の所在など多くの問題が残されている．

2 一定の病気等に係る臨時適性検査等実施要領の改正

　2014（平成26）年6月1日に，一定の病気等に係る臨時適性検査等実施要領の改正が行われ，適性相談を受けた者のうち，免許の取得等の判断が主治医の診断書でできる場合は，診断書の提出の意思を確認し，提出の意思がある場合は，診断書のみで問題がなければ臨時適性検査にかえることができる，となった．そのため，臨時適性検査を受けずに医師の診断書で運転再開が可能となるため，診断書記載には慎重さが求められる．

3 法令上の規定

　現在免許の拒否又は保留の事由となる病気などのうち，道交法第90条第1項第1号ハでは，「自動車等の安全な運転に必要な認知，予測，判断又は操作のいずれかに係る能力を欠くこととなるおそれがある症状を呈する病気」と記載されている．しかし，これではどの病気が自動車の安全運転に支障をきたすか曖昧で，判断が困難である．

　実際の運用には，警察庁交通局免許課で「一定の病気に係る免許の可否等の運用基準」が定められている（Ⅰ-3「病気に係る運転免許制度について」，20頁参照）．

　免許の取得・更新には，視力，色彩識別能力，聴力，運動能力が求められている（表1）．二種免許においては，さらに深視力が求められる．視野に関しては，一眼の視力が0.3に満たない，あるいは一眼が見えない場合に問題となり，他眼の視野が左右150度以上で，視力が0.7以上となっている．

　聴覚については，これまで補聴器を用いても10メートルの距離で90デシベルの警音器の音が聞こえない重度の聴覚障害者は運転ができなかった．しかし2008（平成20）年6月1日より，

表1　一種免許（大型自動車・牽引免許は除く）に必要な身体機能

視力	・両眼で0.7以上，かつ一眼でそれぞれ0.3以上であること． ・一眼の視力が0.3に満たないもの，または一眼が見えないものについては，他眼の視野が左右150度以上で，視力が0.7以上であること．
色彩識別能力	赤色，青色および黄色の識別ができること．
聴力	・両耳の聴力（補聴器により補われた聴力を含む．）が10メートルの距離で，90デシベルの警音器の音が聞こえること． ・補聴器を使用しても基準に達しない場合，または補聴器を使用して基準に達した人が補聴器なしで運転したい場合は，運転免許試験場で実車による臨時適性検査で適性が確認された場合，安全教育を受け，免許の条件を変更する．普通車を運転する場合は，ワイドミラーの装着と聴覚障害者標識の表示が必要． ・普通貨物自動車を運転する場合は，サイドミラーに取り付けた補助ミラーが必要となる．
運動能力	・自動車などの運転に支障をおよぼすおそれのある四肢または体幹の障害がないこと． ・自動車などの運転に支障をおよぼすおそれのある四肢または体幹の障害があるが，身体の状態に応じた補助手段を講ずることにより，自動車などの運転に支障をおよぼすおそれがないと認められるものであること．

図1 聴覚障害者マーク
自動車の前後に取り付けることが義務付けられている．

重度の聴覚障害があっても特定後写鏡（ワイドミラー）を使用している場合には，普通自動車を運転することが可能となった．この場合は，聴覚障害者マーク（図1）を自動車の前後につけることとなった．さらに2012（平成24）年4月1日より道交法施行細則の一部が変更となり，普通貨物自動車の運転も可能となった．ただし，サイドミラーに取り付けた補助ミラーが必要となる．

一定の病気に係る免許の可否等の運用基準については，第Ⅱ章の各論を参照していただきたい．

 ## 診断書に係る責任について

運転に関係する診断書を記載した経験のない，あるいは少ない医師の場合は，診断書の記載に躊躇するであろう．その理由の一つは，責任の所在にあると思われる．運転に問題となる疾病を持たない人であっても交通事故を起こしている．そのため，もし自分が診断書を記載した患者が交通事故を起こしたときに，被害者が診断書を記載した医師にも責任を求めることがあるのではないかと危惧するためではないだろうか．筆者が知っている限りにおいては，診断書に虚偽の記載をしていなければ刑事的責任はないとのことである．

 ## 教習所における運転技能判断について

2002（平成14）年6月に改正された道交法では，障害者に係る免許取得の絶対的欠格事由は廃止された．そして，免許取得の可否については，個別判断されることとなった．つまり，一定の病気に罹患している者の症状が，自動車等の安全な運転に支障を及ぼすおそれがないと認められる場合に，免許取得することが可能となった．ただし現在は，アルツハイマー型認知症，血管性認知症，

前頭側頭型認知症，レビー小体型認知症については，診断されれば運転免許は取得できず，取り消しとなる．個別判断となると，運転再開の可否の判断に難渋する症例も少なくない．特に精神機能，認知機能に係る疾患については判断が難しい．われわれ医師は，医療の専門家であって，運転の専門家ではない．そのため，診断書の現時点での症状についての意見の欄に「自動車等の安全な運転に必要な認知，予測，判断または操作のいずれかに関する能力を欠くこととなるおそれのある症状を呈していない」と記載されても，その判断は困難である．

教習所に運転技能の判断を依頼した場合，地域によって異なるが，臨時適性検査に合格しなければ路上教習は実施せず，教習所内のみしか実車教習を許可しない教習所も少なくない．その場合，実際の市街地走行において安全運転に必要な認知，予測，判断が保たれているかを判定することは困難である．臨時適性検査受験のために診断書を記載する医師側は運転技能の情報が必要であるが，一方，運転技能を判断する教習所側では臨時適性検査に合格しなければ路上教習を行わない，という矛盾が現場ではあり，混乱を生じている．

診断書の地域による違いについて

診断書の形式は，記載する内容は基本的に同じであるが，都道府県により多少の違いがある．筆者は，主に脳卒中の診断書を記載するため，脳卒中の診断書を例に紹介する．

東京都の診断書（図2）と千葉県の診断書（図3）および福岡県の診断書（図4）を比較して頂きたい．千葉県の診断書は，1枚の診断書に脳卒中が上段，てんかんが下段となっている．そして，脳卒中などの現時点での症状についての意見が，東京都の場合はクが「運転を控えるべきとは言えない」であるが，千葉県の場合はア・イが運転を控えるべきとはいえないとなっており，順番が逆である．また，東京都の記載のように二重否定文ではない．

福岡県の診断書は，東京都と千葉県の診断書を合わせたような形式である．記載は千葉県同様二重否定文ではない．東京都の診断書と同様，脳卒中のみの診断書である．現時点での病状についての意見は，オとカが運転を控えるべきとはいえないとなっている．違いは，医学的判断に症候性てんかんの既往という項目があり，現時点での病状についての意見が東京都の診断書ではア～クの8段階であるが，ア～カの6段階である．

このような都道府県によって，診断書が異なることについて筆者が問い合わせたところ，基準となる形式はあるものの各都道府県で変更可能とのことであった[1]．

診断書とともに添付される書類について

診断書を記載する際，診断書とともに資料として書類が添付されることがある．脳卒中の診断書を例にすると，東京都においては診断書記載ガイドライン（図5）が診断書とともに医療機関に提出される．また，福岡県においては主治医の診断書および臨時適性検査の結果を踏まえた判断基準

I-2 診断書記載について

《脳卒中（脳梗塞・くも膜下出血・一過性脳虚血発作・脳動脈瘤破裂・脳腫瘍等）関係》

診　断　書
（東京都公安委員会提出用）

1　氏名　　　　　　　　　　　　　　　　　　　　　　　男・女
　　生年月日　　M．T．S．H　　　年　　月　　日生（　　歳）
　　住所

2　医学的判断
　　○　病名
　　○　総合所見（現病歴，現症状，重症度，治療経過，治療状況など）

3　現時点での病状（改善の見込み等）についての意見
　ア　脳梗塞等の発作により，次の障害（A～C）のいずれかが繰り返し生じているため，運転を控えるべきである．
　　A　意識障害，見当識障害，記憶障害，判断障害，注意障害等
　　B　身体の麻痺等の運動障害
　　C　視覚障害（視力障害，視野障害等）
　イ　上記アの障害が繰り返し生じているとは言えないものの，「発作のおそれの観点からは，運転を控えるべきとは言えない」（a）とは言えない．
　ウ　上記アの障害が繰り返し生じているとは言えないものの，「前記（a）」とまでは言えないが，6か月以内に「前記（a）」と診断できることが見込まれる．
　エ　上記アの障害が繰り返し生じているとは言えないものの，6か月より短期間（　　か月）で，「前記（a）」と診断できることが見込まれる．
　オ　上記アの障害が繰り返し生じているとは言えないものの，「今後（　　）年程度であれば，発作のおそれの観点からは，運転を控えるべきとは言えない」とは言えないが，6か月以内に「今後（　　）年程度であれば，発作のおそれの観点からは，運転を控えるべきとは言えない」と診断できることが見込まれる．
　カ　上記アの障害が繰り返し生じているとは言えないものの，「今後（　　）年程度であれば，発作のおそれの観点からは，運転を控えるべきとは言えない」とは言えないが，6か月より短期間（　　か月）で「今後（　　）年程度であれば，発作のおそれの観点からは，運転を控えるべきとは言えない」と診断できることが見込まれる．
　キ　上記アの障害が繰り返し生じているとは言えず，「今後（　　）年程度であれば，発作のおそれの観点からは，運転を控えるべきとは言えない．」
　ク　上記アからカのいずれにも該当せず，運転を控えるべきとは言えない．
　　・　回復して脳梗塞等にかかっているとは言えない．
　　・　脳梗塞等にかかっているが，発作のおそれの観点からは，運転を控えるべきとは言えない．
　　・　発作のおそれはないが，慢性化した運動障害がある．
　　・　その他（　　　　　　　　　　　　　　　　　）

4　その他参考事項

専門医・主治医として以上のとおり診断します．
　　　　　　　　　　　　　　　　　　　　平成　　　年　　　月　　　日
　病院又は診療所等の名称・所在地

　担当診療科名

　担当医師氏名　　　　　　　　　　　　　　　　　印

図2　東京都の診断書
現時点での病状についての意見で運転再開の判断を選択する．

様式6-2

診　断　書　（公安委員会提出用）
（　　　　　　　　　　）

1	氏名　　　　　　　　　　　　　　　　　男・女 生年月日　T・S・H　　年　　月　　日生（　　歳） 住所
2	医学的判断 　病　名 　初診日 　所　見（現病歴，現在症，重症度など） 　※　平成　　年　　月　　日に上記病気等により自動車等の運転は控えるべき状態となったが， 　　継続治療により，平成　　年　　月　　日の診断をもって以下の病状に回復したと認める。
3	脳卒中等　　（□ 該当　□ 非該当）　※該当の場合は以下に回答願います。 現時点での症状（運転能力及び改善の見込み）についての意見 　※　主な判断基準―「発作のおそれの観点からは，運転を控えるべきとはいえない（A）」 ア　回復して脳梗塞等にかかっているとはいえない。 イ　脳梗塞等にかかっているが，発作のおそれの観点からは，運転を控えるべきとはいえない。 ウ　意識障害，見当識障害，記憶障害，判断障害，注意障害，身体の麻痺等の運動障害，視力障害，視野障害 　　（以下単に「障害」という。）等が繰り返して生じているとはいえず，今後，（　　）年程度であれば，発作の 　　おそれの観点からは，運転を控えるべきとはいえない。 エ　障害が繰り返し生じているとはいえないものの，「(A)」とまではいえないが，6月（　　月）以内に「(A)」 　　と診断できることが見込まれる。 オ　障害が繰り返し生じているとはいえないものの，「今後（　　）年程度であれば，発作のおそれの観点からは， 　　運転を控えるべきとはいえない(B)」とはいえないが，6月（　　月）以内に「(B)」と診断できることが見込 　　まれる。 カ　障害が繰り返し生じているとはいえないものの，「(A)」とはいえない。 キ　障害が繰り返し生じている。
4	てんかん　　（□ 該当　□ 非該当）　※該当の場合は以下に回答願います。 　最終発作（　　　　年　　　月　　　日） 　症　状（　　　　　　　　　　　　　　　　　　　　　　　　） 現時点での症状及び今後の見通しについての意見 ア　過去5年以上発作がなく，今後発作が起こるおそれがないと認められる。 イ　発作が過去2年以内に起こったことがなく，今後，（　　）年程度であれば，発作が起こるおそれがないと認めら 　　れる。 ウ　過去2年以内に発作を起こしているが，それは意識障害及び運動障害を伴わない単純部分発作に限られ，1年 　　間の観察から判断して，今後症状の悪化のおそれがないと認められる。 エ　過去2年以内に発作を起こしているが，それは睡眠中の発作に限られ，2年間の経過観察から判断して，今後 　　症状の悪化のおそれはないと認められる。 オ　上記ア，イ，ウ又はエとはいえないが，今後6月（　　月）以内にア，イ，ウ又はエの診断ができる見込 　　みがある。(該当事項に○ → ア，イ，ウ，エ) カ　過去2年以内に発作を起こした。 キ　今後発作を起こすおそれがある。

主治医として以上のとおり診断します。　　　　　　　　　平成　　　年　　　月　　　日

　病院又は診療所の名称・所在地

　　　　　担当診療科名
　　　　　担当医師氏名　　　　　　　　　　　印

図3　千葉県の診断書
脳卒中について上段，てんかんについて下段に記載するようになっている．

I-2 診断書記載について

(脳卒中（脳梗塞・くも膜下出血・一過性脳虚血発作等又は脳動脈瘤破裂・脳腫瘍等）関係)

診　断　書
(福岡県公安委員会提出用)

1	氏　名　　　　　　　　　　　　　　　　　男・女
	生年月日　M・T・S・H　　年　月　日（　歳）
	住　所

2　医学的判断
○　病名

○　総合所見（現病状，既往症，重症度，治療経過，治療状況など）
_____
_____
_____
_____

※　症候性てんかんの既往
　　最終発作日

3　現時点での病状（運動能力及び改善見込み等）についての意見
　ア　脳梗塞等の発作により，次の障害のいずれかが生じている。（該当部分に○印）
　　・意識障害，見当識障害，記憶障害，判断障害，注意障害等の高次脳機能障害
　　・身体の麻痺等の運動障害
　　・視覚障害（視力障害，視野障害等）
　イ　上記アの障害が生じているとは言えないが，「(A) 発作のおそれの観点からは運転を控えるべき」と診断される。
　ウ　上記アの障害が生じているとは言えないが，現時点では「(A) 運転を控えるべき」と認められ，今後6ヶ月以内[若しくは6ヶ月より短期間（　　カ月間）]に「(B) 発作のおそれの観点から運転を控えるべきとはいえない（運転可能）」と診断できることが見込まれる。
　エ　上記アの障害が生じているとは言えないが，現時点では「(A) 運転を控えるべき」と認められるが，今後6ヶ月以内[若しくは6ヶ月より短期間（　　カ月間）]で今後（　　）年程度であれば，「(B) と診断できることが見込まれる。（運転可能）」
　オ　上記アの障害が生じているとは言えず，今後（　　）年程度であれば，発作のおそれの観点からは，運転を控えるべきとはいえない。
　カ　上記アからオのいずれにも該当しない。（該当部分に○印）
　　・回復して脳梗塞等にかかっているとはいえない。
　　・脳梗塞等にかかっているが，発作のおそれの観点からは，運転を控えるべきとはいえない等。

4　その他特記すべき事項

専門医・主治医として以上のとおり診断します。　　　　　平成　　年　　月　　日

病院又は診療所等の名称・所在地（電話番号）

担当診療科名

担当医師名　　　　　　　　　　　　　　　印

図4　福岡県の診断書
東京都の診断書よりも簡潔である．

診 断 書 記 載 ガ イ ド ラ イ ン
〔脳卒中（脳梗塞・くも膜下出血・一過性脳虚血発作・脳動脈瘤破裂・脳腫瘍等）関係〕

1　氏名　　　　　　　　　　　　　　　　　　　　男・女
生年月日　　M．T．S．H　　　　年　　月　　日（　　歳） 　　住所

2　医学的判断
○　病名 　　○　総合所見（現病歴，現症状，重症度，治療経過，治療状況など）

《病名》
　　○　状態像ではなく，病名を記載する．ただし，病気と認められない旨の診断である場合には，
　　　「○○の症状（状態像）があるが，病気とは認められない」と記載する．

《総合所見》
　　○　3の意見を導く根拠となる症状や経過等を具体的に記載する．

3　現時点での病状（改善の見込み等）についての意見
　ア　脳梗塞等の発作により，次の障害（A～C）のいずれかが繰り返し生じているため，運転を控えるべきである．
　　A　意識障害，見当識障害，記憶障害，判断障害，注意障害等
　　B　身体の麻痺等の運動障害
　　C　視覚障害（視力障害，視野障害等）
　イ　上記アの障害が繰り返し生じているとは言えないものの，「発作のおそれの観点からは，運転を控えるべきとは言えない」（A）とは言えない．
　ウ　上記アの障害が繰り返し生じているとは言えないものの，「前記（A）」とまでは言えないが，6か月以内に「前記（A）」と診断できることが見込まれる．
　エ　上記アの障害が繰り返し生じているとは言えないものの，6か月より短期間（　　か月）で，「前記（A）」と診断できることが見込まれる．
　オ　上記アの障害が繰り返し生じているとは言えないものの，「今後（　　）年程度であれば，発作のおそれの観点からは，運転を控えるべきとは言えない」とは言えないが，6か月以内に「今後（　　）年程度であれば，発作のおそれの観点からは，運転を控えるべきとは言えない」と診断できることが見込まれる．
　カ　上記アの障害が繰り返し生じているとは言えないものの，「今後（　　）年程度であれば，発作のおそれの観点からは，運転を控えるべきとは言えない」とは言えないが，6か月より短期間（　　か月）で「今後（　　）年程度であれば，発作のおそれの観点からは，運転を控えるべきとは言えない」と診断できることが見込まれる．
　キ　上記アの障害が繰り返し生じているとは言えず，「今後（　　）年程度であれば，発作のおそれの観点からは，運転を控えるべきとは言えない．
　ク　上記アからカのいずれにも該当せず，運転を控えるべきとは言えない．
　　・　回復して脳梗塞等にかかっているとは言えない．
　　・　脳梗塞等にかかっているが，発作のおそれの観点からは，運転を控えるべきとは言えない．
　　・　発作のおそれはないが，慢性化した運動障害がある．
　　・　その他（　　　　　　　　　　　　　　　　　　　　　）

《3　現時点での病状（運動能力及び改善の見込み）についての意見》

　　○　2において病気とは認められない旨の診断を行った場合には，記載不要である．

　　○　ア，イ，ウ，ウ，エ，オ，カ，キ，クのいずれかを○で囲む．
　　　・自動車等の安全な運転に**支障がない**と認められる場合は，**キ又はク**
　　　・自動車等の安全な運転に**支障がある**と認められる場合は，**ア，イ，ウ，エ，オ又はカ**

　　○　エ及びカにおいて，6月より短い期間で判断できる見込みがある場合には，（　）内に当該期間（1か月～5か月）を記載する．

図5　東京都の診断書記載ガイドライン
診断書自体の記載方法が記されている．

○ オ，カの公団及びキの（　　　）内には，1以上の整数を記載する。

○ クに該当した場合は，・のいずれかを○で囲み，・その他の場合は（　　　）内にその所見を記載する。

```
┌─────────────────────────────────────────────┐
│ 4　その他参考事項                              │
│                                             │
│                                             │
│                                             │
└─────────────────────────────────────────────┘
```

《4　その他参考事項》

　　○ 前記2及び3以外に特に記載すべき事項を記載する。

```
┌─────────────────────────────────────────────┐
│ 専門医・主治医として以上のとおり診断します。        │
│                         平成　　年　　月　　日    │
│   病院又は診療所の名称・所在地                   │
│   担当診療科名                                 │
│   担当医師氏名                         印       │
└─────────────────────────────────────────────┘
```

○ 臨時適性検査の場合には「専門医」を○で囲み，主治医である場合には「主治医」を○で囲む。
　主治医が臨時適性検査を行う場合には，両方を○で囲む。

※　診断書作成に当たっての留意事項

　1　症状が慢性化した「見当識障害，記憶障害，判断障害，注意障害等」については，本診断書とは異なる，『認知症の診断書』により判断することとなる。

　2　症状が悪化した
　　ア　「身体の麻痺等の運動障害」
　　イ　「視覚障害（視力障害，視野障害等）」
　　ウ　「聴覚障害」
　　については，公安委員会で身体障害の基準により判断することとなる。

　3　意識障害（発作）のおそれの有無
　　等についての意見を，総合所見欄に記載する。

17

（表2）が診断書とともに医療機関に提出される．診断書記載ガイドラインは，診断書自体の記載方法を指導しているが，主治医の診断書および臨時適性検査の結果を踏まえた判断基準は，主治医の診断書および臨時適性検査の結果から拒否や取消しなどの判断や，次回の臨時適性検査の対応について提示している．

他の各疾患の診断書にも診断書記載ガイドラインや診断書および適性検査の結果を踏まえた判断基準が存在するが，実際に医療機関に診断書とともに添付されるか否かは地域によって異なっている．

表2 主治医の診断書および臨時適性検査の結果を踏まえた判断基準
免許の拒否や取り消し等の判断などが記載されている．

	診断書又は臨時適性検査の結果の内容	主治医の診断書を踏まえた判断	臨時適性検査を踏まえた判断	次回臨時適性検査
1	以下の障害が繰り返し生じている． ・意識障害，見当識障害，記憶障害，判断障害，注意障害 ・身体の麻痺等の運動障害 ・視覚障害（視力障害，視野障害等）　　　　　等	拒否又は取消し	拒否又は取消し	—
2	上記の障害が繰り返し生じているとは言えないものの，発作のおそれの観点から，運転を控えるべきと診断される．	拒否又は取消し	拒否又は取消し	—
3	上記の障害が繰り返しているとは言えないものの，6月以内に発作のおそれの観点から運転を控えるべきとはいえないと診断できることが見込まれる．	保留又は効力の停止 （○月間）	保留又は効力の停止 （○月間）	別添5の臨時適性検査受検命令・診断書提出命令にて対応
4	上記の障害が繰り返し生じているとは言えないものの，6月以内に「今後X年程度であれば，発作のおそれの観点からは運転を控えるべきとは言えない」と診断できることが見込まれる．	保留又は効力の停止 （○月間）	保留又は効力の停止 （○月間）	別添5の臨時適性検査受検命令・診断書提出命令にて対応
5	上記の障害が繰り返し生じているとは言えず，今後X年程度であれば，発作のおそれの観点からは，運転を控えるべきとはいえない．	○	○	X年後
6	上記以外 ・回復して脳梗塞等にかかっているとはいえない． ・脳梗塞等にかかっているが，発作のおそれの観点からは，運転を控えるべきとはいえない．　　等	○	○	—

※ 症状が慢性化した「見当識障害，記憶障害，判断障害，注意障害等」については，認知症の基準にて判断．
※ 症状が慢性化した「運動障害（麻痺），視覚障害（視力障害，視野障害等）及び聴覚障害」については，身体障害の基準にて判断．
※ Xは1以上の整数．

おわりに

　医師の記載する診断書は，患者の運転可否に大きな影響力を持っている．患者の運転による交通事故を過度に危惧し，運転を許可しないことは，患者の生活の質を低下させることにつながる．また，適切な評価も行わずに運転可能と診断書に記載することは，危険なドライバーを交通社会に送り出すこととなるため，絶対に避けなければならない．

　運転に関する診断書は，現時点では医療者にとって書き慣れた診断書とは言えず，また運転可否の判断基準が不明確なため，診断書記載に窮することもある．今後，意見書記載に関する詳しいマニュアルや教育機会が必要であり，多くの医師が正しい知識を持てるように環境を整備する必要があると思われる．

1） 武原　格：診断書の記載と問題点．*MB Med Reha*　**207**：22-32 2017

3 病気に係る運転免許制度について

　病気に係る運転免許制度については，1999（平成11）年の障害者に係る欠格条項の見直しに伴い，運転免許の可否判断に関して，病名によるものから病気の症状で自動車等の安全な運転の支障の有無を見極めることに変更され，現在に至っており，本稿においては，このような経緯を踏まえつつ，運転免許の可否に係る運用基準等について説明することとする．

1　一定の病気等と運転免許との関連について

1　道路交通法における規定

　道路交通法（昭和35年6月25日第105号．以下，「道交法」という）では，運転免許（以下，「免許」という）の拒否，取消し，保留及び停止の事由として，幻覚の症状を伴う精神病，発作により意識障害又は運動障害をもたらす病気，その他自動車等の安全な運転に支障を及ぼすおそれがある病気，（介護保険法第5条の2に規定する）認知症，アルコール，麻薬，大麻，あへん又は覚醒剤の中毒者（以下，「一定の病気等」という）を規定している．

　また，先述の精神病や病気については政令で定められるものとしており，道路交通法施行令（昭和35年10月11日政令第270号．）において，次のとおり規定されている〔別表（表1）参照〕．

- 統合失調症（自動車等の安全な運転に必要な認知，予測，判断又は操作のいずれかに係る能力を欠くこととなるおそれがある症状を呈しないものを除く．）
- てんかん（発作が再発するおそれがないもの，発作が再発しても意識障害及び運動障害がもたらされないもの並びに発作が睡眠中に限り再発するものを除く．）
- 再発性の失神（脳全体の虚血により一過性の意識障害をもたらす病気であって，発作が再発するおそれがあるものをいう．）
- 無自覚性の低血糖症（人為的に血糖を調節することができるものを除く．）
- そううつ病（そう病及びうつ病を含み，自動車等の安全な運転に必要な認知，予測，判断又は操作のいずれかに係る能力を欠くこととなるおそれがある症状を呈しないものを除く．）
- 重度の眠気の症状を呈する睡眠障害
- その他自動車等の安全な運転に必要な認知，予測，判断又は操作のいずれかに係る能力を欠くこととなるおそれがある症状を呈する病気

　※その他自動車等の安全な運転に必要な認知，予測，判断又は操作のいずれかに係る能力を欠くこととなるおそれがある症状を呈する病気として，脳卒中（脳梗塞，脳出血，くも膜下出血，一過性虚血発作等）やその他精神障害（急性一過性精神病性障害，持続性妄想型障害等）が挙げられる．

また，一定の病気等のほか，目が見えない場合や四肢をすべて失った場合等の身体障害が生じた場合は，免許が取消し又は6カ月を超えない範囲で停止されることとなるが，視力が適性試験の合格基準に満たない場合や四肢又は体幹に障害がある場合であっても，身体障害等の状態・程度，運転しようとする自動車等に応じて必要な免許の範囲及び免許に係る条件を付すことによって免許を取得することができることとなる〔道交法第91条．別表（表1）参照〕．

これにより，例えば，両上肢をひじ関節以上で欠く，又は両上肢の用を全廃した場合であっても，下肢で運転できるオートマチック車の条件が付された普通自動車免許に限り，免許の取得が可能となる．

なお，免許に条件を付されている者から，当該条件の解除又は変更の申請があった場合は，所要の審査を行い，その可否を判断することとしている．

2　2001（平成13）年道交法改正（絶対的欠格事由から相対的欠格事由へ）

2001（平成13）年の道交法改正（以下，「13年改正」という）以前は，精神病者，精神薄弱者，てんかん病者，目が見えない者，耳が聞こえない者又は口がきけない者等については，病名により免許を与えないいわゆる「絶対的欠格事由」とされてきたが，1999（平成11）年8月，政府の障害者施策推進本部により決定された「障害者に係る欠格条項の見直しについて」等を踏まえ，免許が国民生活に密接にかかわる一方で，交通事故が発生した場合，他人の生命・財産・身体を損ないかねないという性格を有していることに鑑み，交通の安全との均衡に配意しつつ，障害者が社会活動に参加することを不当に阻む要因とならないよう制度の見直しが図られることとなった．

この結果，13年改正により，安全な運転に必要な身体的能力や知的能力は免許試験（適性，技能及び学科試験）で確認することが基本であり，また，一定の病気等にかかっている又は身体に障害が生じている者（以下，「一定の病気等にかかっている者等」という）であっても，自動車等の安全な運転に支障がない場合や，支障がない程度まで回復する場合もあると考えられることから，従前の「病名」等のような障害者に係る免許の欠格事由について，そのすべてを廃止し，「病気の症状」に伴う自動車等の安全な運転の支障の有無により免許取得の可否を個別に判断するいわゆる「相対的欠格事由」に改められ，2002（平成14）年6月1日から施行された．

3　2013（平成25）年道交法改正（一定の病気等の症状に関する質問票の提出等）

病気の発症が原因となった，2011（平成23）年に栃木県鹿沼市において発生したクレーン車の暴走による事故（集団登校中の児童6人が死亡）や2012（平成24）年に京都市祇園において発生したワゴン車の暴走による事故（通行中の歩行者が多数死傷）が契機となり，2013（平成25）年に道交法改正がなされ，

- 免許の取得や運転免許証の更新時における一定の病気等の症状に関する「質問票」を提出するなどの一定の病気等の症状に関する質問等に関する規定の整備
- 一定の病気等に該当する者を診断した医師による任意の届出
- 一定の病気等に該当する疑いがある者に対する免許の効力の暫定的停止
- 一定の病気を理由に取り消された場合における免許再取得時の試験の一部免除

●一定の病気を理由に取り消された場合における再取得した免許のみなし継続

が新たに規定され，一部を除き（※），2014（平成26）年6月1日に施行され，現在に至っている．

※一定の病気を理由に取り消された場合における再取得した免許のみなし継続については，2015（平成27）年6月1日に施行された．

表1　別　表

【道路交通法（昭和三十五年法律百五号）】
　（免許の拒否等）
第九十条　公安委員会は，前条第一項の運転免許試験に合格した者（当該運転免許試験に係る適性試験を受けた日から起算して，第一種免許又は第二種免許にあつては一年を，仮免許にあつては三月を経過していない者に限る．）に対し，免許を与えなければならない．ただし，次の各号のいずれかに該当する者については，政令で定める基準に従い，免許（仮免許を除く．以下この項から第十二項までにおいて同じ．）を与えず，又は六月を超えない範囲内において免許を保留することができる．
　一　次に掲げる病気にかかつている者
　　イ　幻覚の症状を伴う精神病であつて政令で定めるもの
　　ロ　発作により意識障害又は運動障害をもたらす病気であつて政令で定めるもの
　　ハ　イ又はロに掲げるもののほか，自動車等の安全な運転に支障を及ぼすおそれがある病気として政令で定めるもの
　一の二　介護保険法（平成九年法律第百二十三号）第五条の二に規定する**認知症**（第百二条第一項及び第百三条第一項第一号の二において単に「認知症」という．）である者
　二　アルコール，麻薬，大麻，あへん又は覚醒剤の中毒者
　　三〜七　（略）
2〜14　（略）

（免許の条件）
第九十一条　公安委員会は，道路における危険を防止し，その他交通の安全を図るため必要があると認めるときは，必要な限度において，免許に，その免許に係る者の身体の状態又は運転の技能に応じ，その者が運転することができる自動車等の種類を限定し，その他自動車等を運転するについて必要な条件を付し，及びこれを変更することができる．

（免許の取消し，停止等）
第百三条　免許（仮免許を除く．以下第百六条までにおいて同じ．）を受けた者が次の各号のいずれかに該当することとなつたときは，その者が当該各号のいずれかに該当することとなつた時におけるその者の住所地を管轄する公安委員会は，政令で定める基準に従い，その者の免許を取り消し，又は六月を超えない範囲内で期間を定めて免許の効力を停止することができる．ただし，第五号に該当する者が前条の規定の適用を受ける者であるときは，当該処分は，その者が同条に規定する講習を受けないで同条の期間を経過した後でなければ，することができない．
　一　次に掲げる病気にかかつている者であることが判明したとき．
　　イ　幻覚の症状を伴う精神病であつて政令で定めるもの

ロ　発作により意識障害又は運動障害をもたらす病気であつて政令で定めるもの
　　ハ　イ及びロに掲げるもののほか，自動車等の安全な運転に支障を及ぼすおそれがある病気として政令で定めるもの
　一の二　**認知症であることが判明したとき．**
　二　目が見えないことその他自動車等の安全な運転に支障を及ぼすおそれがある身体の障害として政令で定めるものが生じている者であることが判明したとき．
　三　**アルコール，麻薬，大麻，あへん又は覚せい剤の中毒者であることが判明したとき．**
　四〜八　（略）
　2 〜 10　（略）

【道路交通法施行令（昭和三十五年政令第二百七十号）】
　（免許の拒否又は保留の事由となる病気等）
第三十三条の二の三　法第九十条第一項第一号イの政令で定める精神病は，**統合失調症**（自動車等の安全な運転に必要な認知，予測，判断又は操作のいずれかに係る能力を欠くこととなるおそれがある症状を呈しないものを除く．）とする．
　2　法第九十条第一項第一号ロの政令で定める病気は，次に掲げるとおりとする．
　　一　**てんかん**（発作が再発するおそれがないもの，発作が再発しても意識障害及び運動障害がもたらされないもの並びに発作が睡眠中に限り再発するものを除く．）
　　二　**再発性の失神**（脳全体の虚血により一過性の意識障害をもたらす病気であつて，発作が再発するおそれがあるものをいう．）
　　三　**無自覚性の低血糖症**（人為的に血糖を調節することができるものを除く．）
　3　法第九十条第一項第一号ハの政令で定める病気は，次に掲げるとおりとする．
　　一　**そううつ病**（そう病及びうつ病を含み，自動車等の安全な運転に必要な認知，予測，判断又は操作のいずれかに係る能力を欠くこととなるおそれがある症状を呈しないものを除く．）
　　二　**重度の眠気の症状を呈する睡眠障害**
　　三　前二号に掲げるもののほか，自動車等の安全な運転に必要な認知，予測，判断又は操作のいずれかに係る能力を欠くこととなるおそれがある症状を呈する病気
　4　（略）

　（免許の取消し又は停止の事由となる病気等）
第三十八条の二　法第百三条第一項第一号イの政令で定める精神病は，第三十三条の二の三第一項に規定するものとする．
　2　法第百三条第一項第一号ロの政令で定める病気は，第三十三条の二の三第二項各号に掲げるものとする．
　3　法第百三条第一項第一号ハの政令で定める病気は，第三十三条の二の三第三項各号に掲げるものとする．
　4　法第百三条第一項第二号の政令で定める身体の障害は，次に掲げるとおりとする．
　　一　体幹の機能に障害があつて腰をかけていることができないもの
　　二　四肢の全部を失つたもの又は四肢の用を全廃したもの
　　三　前二号に掲げるもののほか，自動車等の安全な運転に必要な認知又は操作のいずれかに係る能力を欠くこととなるもの（法第九十一条の規定により条件を付し，又はこれを変更することにより，その能力が回復することが明らかであるものを除く．）

近年における一定の病気等に係る運転免許制度の改正内容について

　一定の病気等に係る免許制度については，先述のとおり，2013（平成25）年に法改正され現在に至っているが，制度内容については次のとおりである．

1 免許取得・免許証更新時に一定の病気等の症状に関する質問票の提出

　公安委員会は，一定の病気等に該当するか否かを把握するため，免許取得や免許証更新のため申請書を提出しようとする者（以下，「免許申請者」という）に対し，質問票〔道路交通法施行規則別記様式第12の2．質問票（図1）〕を交付することができ，当該質問票を交付された免許申請者

図1　質問票

は，当該質問票に必要事項を記載し，前記申請書とともに記載済みの質問票を提出しなければならない（道交法第89条第2項，第101条第4項，第101条の2第2項）．

なお，虚偽記載した質問票を公安委員会に提出した場合は罰則（1年以下の懲役又は30万円以下の罰金）が処せられることとなる（道交法第117条の4第2項）．

2 一定の病気等に該当する者を診断した医師による任意の届出

医師は，診察を受けた者が一定の病気等に該当するものと認め，その者が免許を受けていると知ったときは，その旨を公安委員会に任意に届け出ることができるとし，当該医師の届出行為については，秘密漏示罪（刑法第134条第1項）の規定には該当せず，守秘義務違反には抵触しないこととなる（道交法第101条の6第1項，同条第3項）．

また，医師が診察を受けた者が一定の病気等に該当すると認めた場合，その者が免許を受けているかどうかについて公安委員会に確認を求めることができる（道交法第101条の6第2項）．

3 一定の病気等に該当する疑いがある者に対する免許の効力の暫定的停止

公安委員会は，専門医の診断を受ける臨時適性検査を行い，又は診断書の提出命令をする場合，当該適性検査を受けるべき者又は当該命令を受け診断書を提出することとされている者が交通事故を起こし，当該交通事故の状況から判断して一定の病気等にかかっている疑いがあると認められるとき又は医師の診断に基づくときは，自動車等の運転をさせることにより発生する危険を防止する観点から，3カ月を超えない範囲で期間を定めて免許の効力を停止することができることとしている．

なお，臨時適性検査等の結果，処分を受けた者が，一定の病気等に該当しないことが明らかになったときは，公安委員会は，速やかに当該処分を解除しなければならないこととされている（道交法第104条の2の3第1項）．

4 一定の病気を理由に取り消された場合における免許再取得時の試験の一部免除

一定の病気に該当すること等を理由に免許を取り消された者が，その後，病気の回復等によりその者が受けていた免許を取得しようとする場合（以下，「再取得」という）に，その者の免許が取り消された日から3年以内であれば試験の一部を免除するものである（学科試験，技能試験を免除，適性試験のみ実施．道交法第97条の2第1項第5号）．

5 一定の病気を理由に取り消された場合における再取得した免許のみなし継続

一定の病気に該当すること等を理由に免許を取り消された場合，取消処分から3年以内であれば，取り消された免許と再取得した免許は継続していたものとみなされる．これにより，例えば，免許の取消し前に優良運転者である者は，再取得後においても優良運転者として免許証の有効期間算定等に取り扱われることとなる．

一定の病気等に係る運転免許の可否に関する手続きについて

　一定の病気等にかかっている免許取得者の把握から行政処分を行うまでの手続きの流れについては，図2のとおりである．

　一定の病気等にかかっている者を把握する一端緒としては，交通事故等を端緒として，当事者の特異な言動や事故発生状況により把握されるケースのほか，免許更新時等において提出された質問票の申告内容や，本人又は家族による都道府県の免許センターの相談窓口への相談により把握されるケースも少なくない．

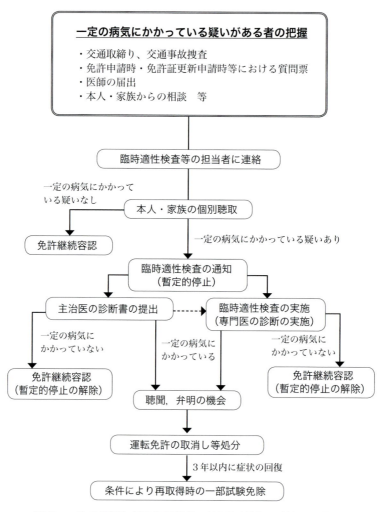

図2　一定の病気に係る運転免許の可否に関する手続きの流れ

これらの端緒に基づいて把握された者に対し，都道府県公安委員会が指定した専門医の診断を受けさせる臨時適性検査を行う手続き（臨時適性検査に代わる措置として，主治医の診断書の提出）を経て，当該診断結果に基づき，当該都道府県公安委員会が免許の可否を判断し，行政処分の必要性を認めたときは，取消し（欠格期間は1年）又は停止（最長6カ月間）を決定することとなる．

 なお，処分を行うに際し，免許の取消し又は90日以上の停止処分を行う場合は聴聞，90日未満の停止処分を行う場合は弁明の機会が与えられ，本人から意見を聞いたり，有利な資料を提出する機会が与えられることとなる．

 一方，先述のとおり，一定の病気に該当すること等を理由により運転免許を取り消された場合においても，処分後3年以内であれば，病状が回復したことにより免許を再取得する際に学科試験と技能試験が免除されることとなっている．

認知症に関する運転免許制度の改正について

 2015（平成27）年に道交法改正が行われ，高齢運転者の交通事故防止対策として，75歳以上の高齢運転者にあっては，更新時等で実施される認知機能検査で，認知症のおそれがある第1分類と判定された場合は，医師の診断が義務付けられ，認知症と診断された場合には，公安委員会の手続きを経て，免許の取消し等が行われることとなった〔2017（平成29）年3月12日施行〕．

 改正道交法の施行により，医師の診断を受ける者は年間約5万人と大幅に増加することが見込まれていることから，日本医師会や認知症関係学会等と連携して対応を進めている．

1 医師の診断体制の確保と連携

 警察においては，医師会等関係団体に働きかけを行い，診断体制の確保を図っており，診断への協力のみならず，診断を必要とする者に紹介することまで了承を得た医師だけでも，改正道交法施行前の2017（平成29）年2月末現在で，約3,100人に上っている．また，都道府県警察に連絡責任者及び連絡担当者を置き，都道府県医師会との情報交換を行い，質問・要望等に対応する等，連携強化に努めている．

2 診断書モデル様式及び記載ガイドラインの変更

 改正道交法の施行に伴い，認知症の専門医だけでなく，かかりつけ医等による診断の機会も増えることから，診断の正確性・信頼性を担保するため，診断に係る検査結果等の記載を診断書の要件とするとともに，専門医でない医師でも診断書の作成に支障をきたさないよう，診断書のモデル様式及び記載ガイドラインを変更した．

 また，日本医師会においては，「かかりつけ医向け認知症高齢運転の運転免許更新に関する診断書作成の手引き」を作成・公表するとともに，日本認知症学会等の認知症関係5学会では，専門医向けのQ＆Aを作成・公表するなど，円滑な施行のための取組みが進められている．

5 運転適性相談窓口の充実化と利用促進について

　都道府県警察の運転免許センター，運転免許試験場等には，免許取得や継続の可能性に係る運転適性相談を受け付ける窓口が設置されており，相談を申し入れた一定の病気等にかかっている者又はその家族等に対し，病気の症状や障害の程度等に関する詳細な聞き取りを行った上で，免許取得に係る適切な助言や，必要に応じて専門医の紹介を行っている．

　当該窓口においては，医学的見地によるきめ細やかな対応ができるよう，専門医等から特別教養を受けた警察職員や，医学的知識が豊富な看護師や保健師といった医療系専門職員らが配置されて相談を受理しており，当該相談受理に当たっては，相談者のプライバシーの保護に最大限配意するとともに，一定の病気等にかかっている者等の社会参加が不当に妨げられることのないよう，相談者の心情に配意した対応がなされているところである．

　一定の病気等にかかっている者等が免許を取得又は継続しようとする際の個別判断はきわめて困難をきたすことが予想されるとともに，自動車等の運転を安易に判断したことにより重大事故を惹起させてしまうおそれもあることから，事前に運転適性相談を受けることで，個々具体的な病気等の症状や障害の程度等に基づく免許の可否判断のみならず，必要な免許条件の付与も含めた適切な免許の可否に係る助言を受けることができることから，自動車等の運転に向けた効率的かつ効果的な治療やリハビリへと結び付けることが可能となる．

　このため，警察では，運転適性相談窓口の充実化をはじめ，医師会，患者団体等の協力を得た運転適性相談窓口の積極的な利用に係る周知を図っているところであるが，近年において，運転適性相談件数の増加傾向が著しいことからも，主治医等を通じ，一定の病気等にかかっている者等に対して広く周知され，かつ，利用頻度の高さをうかがい知ることができる（図3参照）．

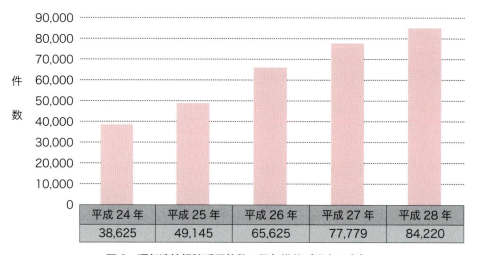

図3　運転適性相談受理件数の経年推移（過去5年）

一定の病気等に係る運転免許行政の適切な推進について

　一定の病気等に係る免許の可否については，警察庁運転免許課長通達「一定の病気等に係る運転免許関係事務に関する運用上の留意事項について（平成29年7月31日）」の中にある「一定の病気に係る免許の可否等の運用基準」に基づき行われており，通達全文は警察庁ホームページで公開されている．この一定の病気等の運用基準については，それぞれの病気に関する関係学会等の協力を得て，医学的知見に基づき検討されたもので，必要に応じて適宜改正されている．

　公安委員会においては，当該免許の可否について，道路交通の安全確保の観点から，適切な判断が求められており，一定の病気等に係る行政処分を行う場合は，それぞれの「病気の症状」が，運用基準に示されたどの症状に該当するかを判断することがポイントとなる．

　このため，「病気の症状」を示す診断書は，行政処分を行う上で，きわめて重要な判断材料であり，適切な判断をするためには，診断書を作成する医師の協力が不可欠である．一方，診断によっては，免許という生活に直結する権利を剥奪することにもつながることから，診断をためらう医師もいるとの声も聞かれるが，免許に係る行政処分の責任は，道交法上，公安委員会にある．

　また，手続き上も，医師の診断書の提出を受けた後，処分を受ける本人からの聴聞等の手続きを経て，最終的に公安委員会が判断することになることから，一定の病気等による行政処分の責任は，医師ではなく，公安委員会にあることを，本人や医師にも周知することが重要である．

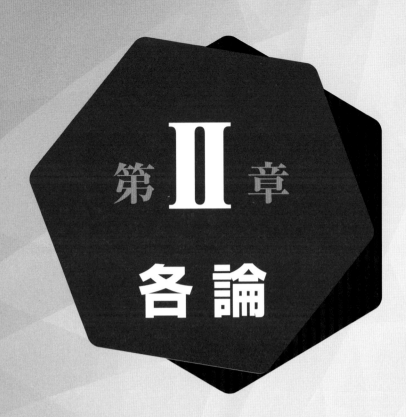

第Ⅱ章 各論

1　認知機能障害
2　統合失調症・躁うつ病などの精神疾患
3　てんかん
4　脳血管疾患
5　神経変性疾患
6　高次脳機能障害
7　切断・運動器障害
8　変形性頸髄症
9　心疾患
10　糖尿病
11　意識障害
12　睡眠障害
13　が　ん
14　眼疾患（緑内障など）
15　妊　娠
16　薬　剤

1 認知機能障害

1 はじめに

　本稿でははじめに，これまでの改正道路交通法（以下，改正道交法）の法的整備の経緯について述べ，次に認知機能の低下をきたした軽度認知障害（mild cognitive impairment，以下MCI）と認知症に関する任意通報制度とそのガイドラインについて説明する．そして，実際の届出や都道府県公安委員会から医師に求められる診断書の記載方法について概説し，日常臨床で留意すべきポイントや注意点について，筆者の経験を踏まえながら述べることを最初にお断りしておく．

　わが国では2002（平成14）年に改正道交法が施行され，「認知症」が運転免許の更新制限となることが法的に明記された[1]．さらに高齢社会を反映し，2009（平成21）年からは75歳以上の免許更新者には講習予備検査が導入され，認知症に対する運転対策が進んだ．そして2014（平成26）年6月から，認知症を含めた政令で定める一定の病気をもつドライバーに対する医師の任意通報（届出）制度が導入されている[2]．このように社会的対策は主として行政的な立場で進められているが，病気をもったドライバー，特に認知症の人やMCIの人の運転能力がどのようになれば健常者と比較し危険が高まり，制限を課すべきかという医学的検討はまだまだ不十分と考えられる．また2017（平成29）年3月からは75歳以上の高齢ドライバーが講習予備検査において"認知症のおそれ"がある第一分類と判定されれば，今後交通違反の有無にかかわらず，かかりつけ医や主治医に対して認知症の有無の判断や，専門医での認知症の判断が必要となり[3]，全国で65,000人の高齢者が医療機関で認知症の判断を求められうるとの報道もある[4]．したがって今後，認知機能低下や認知症と医師が判断した場合，認知通報制度やその届出の各関連学会の作成したガイドラインを参照しながら，診断書の作成も求められることになる．

2 認知症者の運転の実態

　わが国の65歳以上の運転免許保有者数は2014（平成26）年度には1,600万人を超え，認知症の有病率から考えると，認知症患者の免許保有者数は推定で200万人近く存在すると考えられている（図1）[5]．そのため，日常臨床で運転免許を持つ認知症患者に遭遇することはまれではなくなっている．そして，前述したように，2014（平成26）年6月1日から，医師が認知症と診断した場合は任意で公安委員会に通報できる仕組みが法的に可能となった．また，認知症性疾患の治療は専門医のみならず，かかりつけ医の多くがその治療を行っている現状からすれば，場合によっては医師が法的責任を問われることも予想され，臨床医は認知症患者の運転免許制度に関して知っておく必要がある．

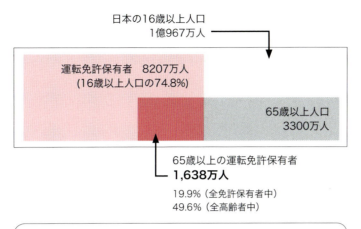

図1　日本における高齢ドライバー数
(三村　將：認知症と運転について知っておくべきポイントは？ CNS Today 認知神経科学　3：10-11, 2013 より引用, 改変)

　これまでわが国で行われた認知症ドライバーの大規模実態調査として, 2009 (平成21) 年に日本老年精神医学会が行った調査が存在する[6]. この調査は2008 (平成20) 年1～3月に診断された認知症患者7,329人分のデータを分析し, 全国各地の医師368人が参加している. その結果では, 832人 (11%) が調査時点で運転を継続し, 運転している認知症患者の6人に1人が交通事故を起こしていた. また事故を起こした患者の約半数は75歳未満であった. 人身事故も7%発生しているという結果であった. この調査は全国的規模のものであることからみても, 認知症者の自動車運転の問題は地方だけのまれな問題ではなく, すでに認知症診療においてどこでも遭遇する問題となっている.

認知症の人の運転に対する法的整備
―講習予備検査と任意通報制度 / 公安委員会への届出ガイドライン

1　講習予備検査 (認知機能検査)

　2009 (平成21) 年, 道交法の改正により, 75歳以上の免許保持者は免許更新時において認知機能テストが導入された[3]. 本制度や検査内容の詳細は, 警察庁ホームページ (URL：https://www.npa.go.jp/annai/license_renewal/ninti/) を参照されたいが, 本検査は75歳以上の免許更新者が受検するものであり, 教習所や免許センターにおいて受検が課されているものである. 時間は約30分程度であり, 検査内容は, ①時間の見当識, ②手がかり再生, ③時計描画, ④言語の流

暢性といった，簡易認知機能検査を施行している．本検査において認知症が疑われ，1年以内に一定の違反・事故（基準行為）がある場合，認知症かどうかの判断が公安委員会から命令され，専門医による認知症の有無の診断書を提出し，認知症と診断された場合は免許が停止となる．本スクリーニング検査の有効性や妥当性については，予備的検討が施行され，69歳以上の2.5％，75歳以上の3.2％が，認知症と疑われる第一分類に識別されるという結果[7]もあり，行政的にも十分対応が可能範囲というものであった．鑑別能力に関しては，認知症疑いと認知機能の低下が疑われる第一分類と第二分類，および健常者と認知機能低下の疑いのある第二分類と第三分類を鑑別するカットオフポイントの検討がなされている．2017（平成29）年3月12日からは交通違反の有無にかかわらず，本検査で第一分類と判断された場合，認知症の有無を判断するために医師の受診が義務づけられた．したがって，新たに施行された道交法には，かかりつけ医も十分注意を払っておく必要があると思われる．そして医学的には，75歳以下の高齢者や若年性の認知症ドライバーへの法整備や，評価に関わる認知症の専門医をどのように設定するのかが，今後課題として残される．

2 任意通報制度

2002（平成14）年6月から，政令で定める一定の疾患にかかっていると判明した場合，道交法の改正により，公安委員会は免許の制限を命令することができることとなった．政令で定める一定の疾患とは，認知症のみではなく，糖尿病，ペースメーカーを挿入した心疾患患者，睡眠時無呼吸症候群などの，自動車運転の認知・予測・判断・操作に支障をきたすと考えられる疾患が，改正道交法に明記された．具体的には認知症の場合，主治医が診断書を提出すれば，患者の運転免許の有効性の制限や停止ができる．そもそも患者の運転という，これまで診察場面では話題になりにくかった話題に医師がかかわる法的根拠として，新井[8]は「医師には善管注意義務があること，説明報告義務があるため，善良な管理者である医師は社会通念上，患者の日常生活上の問題の管理にも配慮する義務がある」と指摘している．そのため，医師は病気の治療上の説明義務があり，患者の自動車運転を知った場合は患者，家族への説明義務が生じる．また，2009（平成21）年からは75歳以上の免許更新者には講習予備検査が義務化され，臨床医は否が応にも認知症患者の自動車運転に関与せざるをえないこととなった（ I – 3「病気に係る運転免許制度について」，27頁参照）．なお，本制度は2017（平成29）年3月から，違反の有無にかかわらず認知症が疑われる第一分類と判定された者すべてに，認知症の有無を判断する臨時適性検査が課される[9]．

そこで医師ができうる対応として2014（平成26）年6月から任意通報制度が開始された[2]．本通報制度については日本神経学会，日本神経治療学会，日本認知症学会，日本老年医学会，日本老年精神医学会の5学会合同で「運転免許証に係る認知症等の診断の届出ガイドライン」（URL：http://www.rounen.org/）[10]が発表され，「認知症の診断名などを含む個人情報の任意通報においては，治療あるいは医師患者関係等に種々の支障を及ぼす可能性があり，慎重な態度が求められる」と述

べられている．そして医師が認知症と診断し，患者が自動車運転をしていることがわかった場合には，①自動車の運転を中止し免許証を返納するように患者および家族（または介護者）に説明し，その旨を診療録に記載する．②認知症の診断の届出をする際には，患者本人および家族（または介護者）の同意を得るようにする．③届出をした医師はその写しを本人もしくは家族（または介護者）に渡すように推奨されている．なお，医師が患者の同意を得ずに届出を行うと守秘義務違反になりうるかどうかについては，道交法第101条の6第3項の規定により，刑法の秘密漏示罪や個人情報保護法には違反しないとされているが，民事では訴訟に巻き込まれる可能性も否定できないため，今後の課題と思われる．

いずれにしろ，認知症と判明した場合には，わが国では運転の継続は実質禁止であり，またアルツハイマー型認知症に対する抗認知症薬のすべてにおいて，添付文書には運転を控えるように指導をしなければならないとされている[11]．そのため，認知症を診断した場合や，MCIで抗認知症薬を用いる場合は，適応外使用のためPMDA（医薬品医療機器総合機構）の被害者救済制度が利用できないなど留意をしておく必要がある．診断の告知を含め，わが国では認知症と判明すれば運転免許が停止可能であること，任意通報制度ができていること，抗認知症薬においても運転を控えることが明記されていることを患者本人，家族に伝え，カルテ記載を怠らないことが求められる．

新たな制度開始とその影響

図2に2017（平成29）年3月から開始された新たな制度の流れを示す[12]．本制度の施行の背景としては，現在，講習予備検査において認知症が疑われながらも，一定の違反が免許更新1年以内になければ免許更新が可能であったが，違反がなくても講習予備検査において認知症が疑われる第一分類や，認知機能の低下のおそれの可能性がある第二分類においても，交通違反や事故が多いことが判明しており，そのため警察庁では更なる認知症対策として，違反の有無にかかわらず，免許更新において認知症が疑われる場合，医療機関での認知症の判断を求めることが決定された．これまで全国レベルでは年間4,027件/年（平成27年度）[13]の医師の診断書が提出されていたものが，新制度では第一分類の高齢者5〜6万人/年が存在する[4]と想定されており，医療機関を受診する人口が単純計算においても10数倍に著増すると予想されている．なお，医療機関の受診以外の対応方法としては自主返納という手段も設けられているが，公共交通機関が乏しかったり，独居生活者が増えている社会的構造からすれば，免許返納後の地域生活継続のための移動手段の確保が困難であるため，都市部以外ではほとんどは医療機関の受診者が増えると予想されている．そのため，新オレンジプラン[14]においても高齢者の交通安全の確保として公共交通の充実が必要と提言されており，今後ますます医療と介護の連携が重要になってくると思われる．

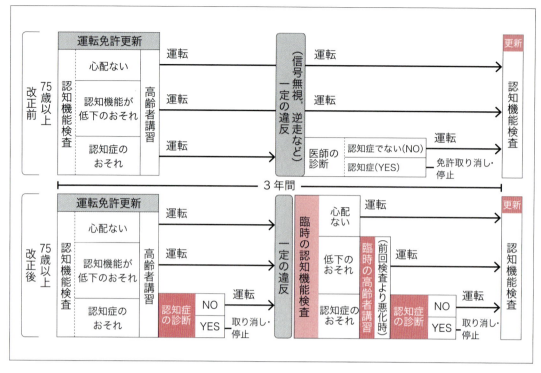

図2　認知機能検査をめぐる流れ—2017（平成29）年3月12日に開始された新制度
(時事ドットコム　【図解・社会】認知機能検査をめぐる流れ（2015年3月）より引用，一部改変)

診断書の記載方法と対応

　前述したように講習予備検査において，認知症が疑われる第一分類と判定された場合，かかりつけ医や主治医には認知症の判断が求められ，診断書の提出が求められる．本診断書の記載については臨床医にとって理解しにくい用語や，記載が煩雑と感じられる項目があるため，警察庁ではさらに簡便な記載様式となった．図3に2017年7月時点で作成されている記載様式を示すが，警察庁や都道府県公安委員会の説明にもあるように，運転免許更新の判断の最終的な責任は都道府県公安委員会にあり，認知症の鑑別ではなく，かかりつけ医や主治医として診療上知りうることを記載することになっており，検査が未施行や，検査が不能の場合にはその理由についての記載の他，認知症疾患医療センターかどうか，また認知症の専門医であるかどうかの記載が求められているが，認知症と診断した根拠が説明の部分に記載されていれば十分であると思われる．診断書記載における認知症とは，介護保険法第5条の2に規定されており，回復の見込みのないアルツハイマー型認知症，血管性認知症，レビー小体型認知症，前頭側頭型認知症では運転免許取消しとなり，回復

診　断　書（都道府県公安委員会提出用）

1．氏名　　　　　　　　　　　　男・女

生年月日
M・T・S・H　　年　　月　　日（　　　歳）

住所

2．診断
① アルツハイマー型認知症
② レビー小体型認知症
③ 血管性認知症
④ 前頭側頭型認知症
⑤ その他の認知症（　　　　　　　　）
⑥ 認知症ではないが認知機能の低下がみられ，今後認知症となるおそれがある（軽度の認知機能の低下が認められる・境界状態にある・認知症の疑いがある等）
⑦ 認知症ではない

所見（現病歴，現在症，重症度，現在の精神状態と関連する既往症・合併症，身体所見などについて記載する。記憶障害，見当識障害，注意障害，失語，失行，失認，実行機能障害，視空間認知の障害等の認知機能障害や，人格・感情の障害等の具体的状態について記載する。）

3．身体・精神の状態に関する検査結果（実施した検査にチェックして結果を記載）
□ 認知機能検査・神経心理学的検査
　□ MMSE　□ HDS-R　□ その他（実施検査名　　　）
　□ 未実施（未実施の場合チェックし，理由を記載）
　□ 検査不能（検査不能の場合チェックし，理由を記載）
□ 臨床検査（画像検査を含む）
　□ 未実施（未実施の場合チェックし，理由を記載）
　□ 検査不能（検査不能の場合チェックし，理由を記載）
□ その他の検査

4．現時点での病状（改善見込み等についての意見）
＊前頁２⑤に該当する場合（甲状腺機能低下症，脳腫瘍，慢性硬膜下血腫，正常圧水頭症，頭部外傷後遺症等）のみ記載
（1）認知症について６月以内［または６月より短期間（　　ヶ月間）］に回復する見込みがある。
（2）認知症について６月以内に回復する見込みがない。
（3）認知症について回復の見込みがない。

5．その他参考事項

以上のとおり診断します。　　　　平成　　年　　月　　日
病院または診療所の名称・所在地

担当診療科名

担当医氏名

＊ A4 版表裏印刷で使用。A4 版２枚の場合は要割印。A3 版１枚印刷も可

図３　診断書様式

の見込みのありうる認知症やその他の認知症の場合は，６カ月後に再評価となる．また認知機能低下は認められるが，認知症とまでは言えないMCIの場合も６カ月ごとの再評価となる．したがって，診断書作成に当たり注意すべき点（表１）としては，通常臨床において認知症の診断を慎重に行いながら，抗認知症薬の使用の際には添付文書を踏まえた薬物治療の導入や，定期的に認知症の進行や経過をチェックするように心がけるべきであると思われる．なお，診断書の書式は各都道府県公安委員会により差異があることや，書式は医師が作成した診断書の形式であれば，公安委員会で判断が可能な情報が記載されていれば本書式でなければ受理されないわけではないため，詳細は最寄りの警察署や都道府県公安委員会に問い合わせてもらいたい．

表1　認知症ドライバーを診断したらすべきこと，できること

- 認知症の有無，原因，重症度を把握する
- 運転をしていれば，道交法の情報を与える
    現在，DAT，VaD，FTD，DLB は運転中止
    介護保険第5条の2に規定される認知症性疾患
- ガイドラインの情報を伝える
    任意通報制度　2014年〜
- 本人・家族と必ず議論を行い，カルテ記載を怠らない
- 抗認知症薬の適応について適切な説明を行う
- 運転中断前後の本人・家族評価を継続する
    認知症の病名告知も伴うため，本人の心理的影響（うつのリスク）や運転中断に直面する介護者への心理教育やサポートを行う

DAT：アルツハイマー型認知症，VaD：血管性認知症，FTD：前頭側頭型認知症，DLB：レビー小体型認知症

認知症の人の運転に関する通報，診断書作成と医師の役割・責務，および関連学会からの提言

　医師は認知症の診断は可能としても，患者の運転能力の評価に関しては専門家ではない．法令では医師が作成した診断書や臨時適性検査をもとに公安委員会が運転免許証を発行した場合，その最終的な責任の所在は公安委員会にあるとされている．したがって，医師は，高齢患者に対して，認知症性疾患の存在を常に念頭において診療することが必要であり，患者が認知症であるならば，自動車運転について患者本人や家族とよく話し合ったうえで，運転中断勧告をした場合は，その旨をカルテに記載しておくことが必要である．前述したように医師には善管注意義務（民法644条）があること，説明報告義務（民法645条）があるため，「善良な管理者である医師は社会通念上，患者の日常生活上の問題の管理にも配慮する義務がある」という認識が社会でも浸透しており，さらに医師は病気の治療上の説明義務があり，患者の自動車運転を知った場合は患者，家族への説明義務が生じることから，診断や治療上の説明内容について，特に自動車運転に関してはカルテ記載を怠らないようにすべきである．また，記載をしていてもなお，認知症者は運転中断の勧告自体を忘れたり，理解できないケースや，運転が認知症者の地域生活に依存している場合，生きがいや趣味活動の役割を担っている場合には中断勧告を拒否する場合が多いため，中断勧告を行う場合には，「なぜ目の前の認知症者は運転にこだわるのか」といった心理社会的な背景にも注目しておく必要がある．また家族が免許や鍵を取り上げても，無免許運転にまで発展する認知症者もいる．そのため基本的態度として，認知症者に運転中断を勧告するのみではなく，運転中断をした後の認知症者の通院や生活の継続性を主治医が意識しておくことが必要であろう．このように注意を払っていて

もなお認知症と運転の問題はまだまだ課題も多く，講習予備検査の年齢を75歳以下にも適用すべきかどうか，薬物と運転能力の関係など，社会的，医学的にも解決されていない問題も数多く残っており，今後さらなる医学的研究が求められている．特に健常高齢者が運転中断後にはうつの発症率が2倍に増加する，といった医学的報告[15]やShimadaら[16]の運転を中断すると認知症が増悪したという報告などは，認知症の患者や家族の介護にも大きな影響が生じうるため，今後さらなる医学的検証が必要であると思われる．なお，荒井ら[17]は認知症高齢者の運転を中断しても地域生活が可能となるような心理教育マニュアルを作成している．同マニュアルは第2版が作成され（2016年4月1日公開），認知症の診断，背景疾患別の運転行動の鑑別，運転の危険性や中断勧告をいつすべきかの指標が示され，告知後の本人，家族への対応が具体的に述べられている．これは国立長寿医療センター長寿政策・在宅医療研究部のホームページより家族介護者用の冊子である「認知症高齢者の自動車運転を考える 家族介護者のための支援マニュアル認知症高齢者の安全と安心のために」がダウンロードできるので参照していただきたい．

7 結　語

臨床医が認知症を診断した場合，患者が運転免許を保持していれば任意通報制度を熟知していなければならなくなった．またかかりつけ医レベルでの判断が困る際には，全国で整備されている認知症疾患医療センターへのセカンドオピニオンレベルでの対応も必要になると思われる．その際は専門医からの運転中断の勧告を行うなど，かかりつけ医と専門医の連携を考慮した本問題への対応が今後ますます高まっていくと考えられる．2017年3月12日からは新たな改正道交法が施行されたため，臨床医は運転免許制度の動向にも注意を払っておく必要がある．

1) 道路交通法改正 新法90条1項 本文第103条第1項（免許の取消し，停止等）平成13年6月（平成14年6月施行）．http://www.houko.com/00/01/S35/105.HTM
2) 任意通報制度 改正道路交通法101条の6（平成25年6月14日交付）．https://www.npa.go.jp/koutsuu/index.htm
3) 臨時適性検査等に関する規定の整備．https://www.npa.go.jp/syokanhourei/kokkai/270310/01_youkou.pdf
4) 読売新聞朝刊．2016年9月14日
5) 三村　將：認知症と運転について理解しておくべきポイントは？ CNS today．認知神経科学　3：10-11，2013
6) 池田　学：日本における認知症患者の運転に関する疫学的知見と新たな法規制．Psychiatry Today Congress Reports NO26 Physician's Report，p9-11，2010
7) 国家公安委員会：JPS NEWS　75歳以上の運転者の免許更新．老年精医誌　20：105-107，2009
8) 新井　誠：アルツハイマー型痴呆における法的側面を俯瞰する　アルツハイマー型痴呆に関する権利擁護について．老年精医誌　15：18，2004

9) 警察庁ホームページ「道路交通法施行令の一部を改正する政令案」に対する意見の募集について．案件番号 120160016．http://search.e-gov.go.jp/servlet/Public
10) 運転免許証に係る認知症等の診断の届出ガイドライン．http://www.rounen.org/
11) 上村直人：医師のための認知症の理解と援助—臨床現場における対応から—．堀川悦夫（監）：自動車運転を考える．*Modern Physician* 37：161-164, 2017
12) 時事ドットコム，【図解・社会】認知機能検査をめぐる流れ（平成27年3月10日）．https://www.jiji.com/jc/graphics?p=ve_soc_unyukotsu20150310j-01-w680
13) 第1回 高齢運転者交通事故防止対策に関する有識者会議配布資料一覧．http://www.npa.go.jp/koutsuu/kikaku/koureiunten/kaigi/1/shiryo_ichiran.html
14) 厚生労働省：認知症施策推進総合戦略（新オレンジプラン）—認知症高齢者等にやさしい地域づくりに向けて（概要）．http://www.mhlw.go.jp/file/06-Seisakujouhou-12300000-Roukenkyoku/nop1-2_3.pdf
15) Chihuri S, et al：Driving cessation and health outcomes in older adults．*J Am Geriatr Soc* 64：332-341, 2016
16) Shimada H, et al：Driving continuity in cognitively impaired older drivers．*Geriatr Gerontol Int* 16：508-514, 2016
17) 荒井由美子：認知症高齢者の自動車運転を考える 家族介護者のための支援マニュアル©—認知症高齢者の安全と安心のために—．http://www.nils.go.jp/department/dgp/index-dgp-j.htm

2 統合失調症・躁うつ病などの精神疾患

1 はじめに

　2014(平成26)年5月には「自動車運転死傷行為処罰法」が施行され，統合失調症，躁うつ病などの特定疾患名を挙げ，病気による影響で正常な運転に支障が生じるおそれがある状態で生じた事故に対しては，偶発的に生じた事故より重い量刑を科すことになった．また，2014(平成26)年6月には改正道路交通法(以下，改正道交法)が施行され，免許取得，更新時に，精神疾患などを含めた一定の病気の申告を義務づけ，虚偽申告は罰則の対象になった．これらのことにより，世間では，統合失調症，躁うつ病などの精神疾患患者は事故を起こしやすいと思われている可能性がある．また，精神疾患患者が運転を不必要に制限される可能性も考えられる．患者にとって自動車を運転することは，生活を維持するうえで重要なことであり，運転が制限されることは，社会生活ないし職業上の支障をきたす．そして，場合によっては自動車での通院が困難になり，病状の悪化をきたすことも考えられる．われわれ精神科医は，患者が交通事故を起こさないように注意喚起すべきであるが，同時に患者の運転が不必要に制限されないよう配慮しなくてはならない．
　本稿では，精神疾患患者と自動車運転について概説したうえで，自動車を運転して通院する患者に対する宇都宮西ヶ丘病院(以下，当院)の取り組みおよび運転者への調査結果について紹介したい．

2 精神疾患患者の自動車運転

　自動車の運転は社会参加において必要な手段である．したがって，医師は患者に対する療養指導を行ううえで，患者の運転能力を正確に判断する必要があるが，現実に運転能力の評価は容易ではなく，病気の影響で事故が起こることを確実に予測しうる指標はない．また，精神疾患患者が事故を起こしやすいか否かについての検討した報告は少ない．統合失調症と交通事故に関する報告では，統合失調症の運転者と一般運転者では，衝突事故や交通規則違反に関して有意差はないとの報告[1)2)]がある．一方で松井ら[3)]は，事故経験率は統合失調症患者のほうが多かったが，事故内容の検討では，他車との交通事故には差がなく，自損・物損の対物事故は統合失調症のほうが多いと報告している．気分障害と交通事故に関する報告は見当たらないが，抑うつ・不安症状と交通事故の発生率に有意な関連はないとの報告[4)5)]や，気分障害と不安障害と考えられる患者では，事故発生率が高いとの報告[6)]がある．このように報告はさまざまであり，現実に精神疾患患者がどの程度事故を起こしているかの詳細は不明といえる．

3 自動車を運転する外来患者に関する調査

　当院では，外来患者に対して，日頃から自動車を運転するかについて聞き取り，体調が悪いときには無理に運転をしないなどの注意喚起を行っている．われわれは精神疾患治療中で自動車運転を行っている患者を対象に，運転の実態などを調べることにより，実際の事故率およびどのようなことが事故のリスクにつながるかを検討した．

　対象は2014年10～12月の間に当院に通院し，日頃から自動車運転をしている患者224人である．医師が，①運転頻度，②運転が負担になるか，③運転中の自覚症状，④過去1年間における事故の有無，⑤事故原因，などを聞き取った．

　表1に対象患者の背景を示す．男性138人，女性86人で，平均年齢は48歳であった．平均罹患年数は12年であった．ICD-10に基づく疾患分類では，気分障害が89人，統合失調症が64人，神経症性障害が56人，てんかんが2人，その他が13人であった．

　表2に運転関連事項を示す．運転頻度は，「ほぼ毎日」が159人，「1～2日おき」が33人，「週1回」が16人，「月2～3回以下」が16人であった．運転が負担に感じるかは，「まったく問題なし」が155人，「ときに負担になる」が58人，「負担になるので運転したくない」が7人，「運転をやめたい」が2人であった．運転中の症状では，何らかの自覚症状を認めたのは54人で全体の24%であった．症状の詳細を見ると，「ボーとする，眠くなる，突然眠くなる」が33人，「倦怠感，だるい」が13人，「体が思うように動かなくなる」が9人，「めまい，ふらつき」が8人，「頭痛，頭が重い」が7人，「しびれるなどの感覚障害」が4人，「突然意識がなくなる」が2人，「その他」が9人であった．

　表3に過去1年間の事故発生と事故原因を示す．人身事故を起こしたのが5人（2%），物損事故を起こしたのが15人（7%）で，合計で20人（9%）であった．事故の原因は，運転ミスが14人，被衝突事故が4人，体調変化が1人，不明が1人であった．

表1　患者背景（224例）

平均年齢（範囲）	48歳（22～80歳）
性別	男性138例（62%），女性86例（38%）
平均罹患年数（範囲）	12年（0～55年）
精神疾患	
気分障害	89例（40%）
統合失調症	64例（29%）
神経症性障害	56例（25%）
てんかん	2例（1%）
その他	13例（5%）

表2 運転関連事項（224例）

運転頻度	
ほぼ毎日	159例（71%）
1〜2日おき	33例（15%）
週1回	16例（7%）
月2〜3回以下	16例（7%）
運転が負担に感じるか	
まったく問題なし	155例（69%）
ときに負担になる	58例（26%）
負担になるので運転したくない	7例（3%）
運転をやめたい	2例（1%）
運転中の症状：あり；54例（24%），なし；170例（76%）	
ボーとする，眠くなる，突然眠くなる	33例（15%）
倦怠感，だるい	13例（6%）
体が思うように動かなくなる	9例（4%）
めまい，ふらつき	8例（4%）
頭痛，頭が重い	7例（3%）
しびれるなどの感覚障害	4例（2%）
突然意識がなくなる	2例（1%）
その他	9例（4%）

表3 過去1年間の事故発生と事故原因

事故率（224例）	
人身事故	5例（2%）
物損事故	15例（7%）
合計	20例（9%）
事故原因（20例）	
運転ミス	14例（70%）
被衝突事故	4例（20%）
体調変化	1例（5%）
不明	1例（5%）

表4　患者背景の事故の有無による比較（224例）

	事故あり（20例）	事故なし（204例）	P値
平均年齢（歳）	42.4±14.1	48.9±12.4	0.027
男性	11例（8%）	127例（92%）	0.52
女性	9例（10%）	77例（90%）	
平均罹患年数（年）	8.12±8.2	12.6±10.1	0.061
精神疾患			
気分障害あり	12例（13%）	77例（87%）	0.052
気分障害なし	8例（6%）	127例（94%）	
神経症性障害あり	4例（6%）	60例（94%）	0.374
神経症性障害なし	16例（10%）	144例（90%）	
統合失調症あり	4例（7%）	52例（93%）	0.588
統合失調症なし	16例（10%）	152例（90%）	

表5　運転関連事項の事故の有無による比較（224例）

			事故あり（20例）	事故なし（204例）	P値
運転頻度		毎日	15例（9%）	144例（91%）	0.678
		それ以下	5例（8%）	60例（92%）	
運転の負担		まったく問題なし	12例（8%）	143例（92%）	0.351
		問題あり	8例（12%）	61例（88%）	
運転中の症状	ボーとする，眠くなる，突然眠くなる	あり	7例（21%）	26例（79%）	0.0074
		なし	13例（7%）	178例（93%）	
	倦怠感，だるい	あり	2例（15%）	11例（85%）	0.400
		なし	18例（9%）	193例（91%）	
	体が思うように動かなくなる	あり	1例（11%）	8例（89%）	0.815
		なし	19例（9%）	196例（91%）	
	めまい，ふらつき	あり	1例（13%）	7例（87%）	0.718
		なし	19例（9%）	197例（91%）	
	頭痛，頭が重い	あり	3例（43%）	4例（57%）	0.0014
		なし	17例（8%）	200例（92%）	
	しびれるなどの感覚障害	あり	1例（25%）	3例（75%）	0.259
		なし	19例（9%）	201例（91%）	
	突然意識がなくなる	あり	2例（22%）	7例（78%）	0.153
		なし	18例（8%）	197例（7%）	

事故の原因を調べるために，患者背景・運転関連事項の事故の有無による比較を実施した．表4に患者背景と事故の有無について示す．性別，平均罹患年数，気分障害，神経症性障害，統合失調症は事故の有無により有意差は認めなかった．しかし，平均年齢は事故の有無により有意差が認められ，事故ありのほうが低年齢であった．

表5に運転関連事項と事故の有無について示す．運転頻度（毎日とそれ以下）および運転の負担（まったく問題なしと問題あり）は事故の有無により有意差は認めなかった．症状を詳細に検討すると，「ボーとする，眠くなる，突然眠くなる」あるいは「頭痛，頭が重い」という症状がある場合は，症状がない場合と比較して，事故率が有意に高かった．その他の症状に関しては，事故の有無により有意差は認めなかった．

4 調査結果からわかったこと

1 多くの精神疾患患者が運転を行っている

今回の調査では男性患者のほうが多いのが特徴であった．疾患別では，気分障害40％，統合失調症29％と，統合失調症の割合が比較的高いのは，当院が精神科クリニックではなく精神科病院であることによる．したがって，本稿では統合失調症・躁うつ病などの精神疾患患者の自動車運転について当院でのデータをもとに述べる．

運転頻度は，ほぼ毎日が71％，1〜2日おきが15％，両者を合わせれば86％であり，これは精神疾患のドライバーも，かなりの頻度で運転している結果と考えられる．その理由は，当院は栃木県内にあり，買い物など日常生活において車の必要性が高く，運転が日常化しているためと考えられる．わが国では統合失調症や躁うつ病患者などの精神疾患患者の自動車運転の実態は把握されていないが，米国では中年以降の統合失調症患者の約40％が日常的に運転しているとの報告[7]もあり，日本でも治療中の多くの患者が日常的に自動車を運転していると思われる．したがって，精神科通院患者においては，日常的に自動車を運転するかについて主治医が把握する必要があろう．

2 運転に際する注意について

運転が負担に感じるかの設問では，「まったく問題なし」は69％で，「負担になるので運転したくない」および「運転をやめたい」はそれぞれ3％と1％であり，ほとんどのドライバーが運転に負担をそれほど感じていないという結果であった．しかし，負担を感じていない患者でも，運転中に何らかの自覚症状を感じている患者は多く，これらの症状が事故と関連している可能性もあるため，注意が必要である．

運転中に，何らかの自覚症状を認めたのは全体の24％であった．一杉ら[8]の報告によると，タクシー運転者で運転中に体調が悪くなったことがある人は32.6％であり，タンクローリー運転者の33.3％が運転中に何らかの体調不良を経験しているとの報告[9]もある．当院の患者で運転中に自覚症状を認めた割合24％は，職業運転者と比較して少ないという結果であった．さらに症状の

詳細をみると，「ボーとする，眠くなる，突然眠くなる」（15%），「倦怠感，だるい」（6%），「体が思うように動かなくなる」（4%），「めまい，ふらつき」（4%），「頭痛，頭が重い」（3%）であり，自覚症状では，「眠くなる」「倦怠感」などの症状が多かった．これらの多くの症状は，一般ドライバーであれば誰でも経験したことがあると思われ，精神疾患にのみ特徴的な症状とは考えられない．したがって，精神疾患患者のみならず，すべての患者に対して，運転中に体調変化が生じた際には無理に運転を続けない，という注意喚起を行う必要があろう．

3 精神疾患患者が事故を起こしやすいということはない

　過去1年間の事故発生では，人身事故5例（2%），物損事故15例（7%），合計20例（9%）であった．日本損害保険協会のデータ[10]によると，1年間に事故を起こす一般ドライバーの割合は，人身事故で2%，物損事故で14%と報告されている．今回われわれの調査では，人身事故率は一般ドライバーと同等，物損事故は一般ドライバーより低いという結果であった．さらに，気分障害，統合失調症，神経症性障害の有無で事故率に差はなかった．

　事故の原因では，運転ミス（70%），被衝突事故（20%），体調変化（5%）であり，体調変化に起因している可能性のある事故は5%であった．さらに，事故の原因を調べるために，患者背景と事故の有無を検討した結果，性別，平均罹患年数は事故の有無により有意差は認めなかった．しかし，平均年齢は事故の有無により有意差が認められ，「事故あり」のほうが低年齢であった．2015（平成27）年における交通事故の発生状況（警視庁発表）[11]によると，事故は20〜40歳代で多く，10〜40歳代で全体の約6割を占め，若年者に事故の件数が多い．当院の結果は，「事故あり」のほうが低年齢であり，一般ドライバーと同様の傾向であった．

　運転関連事項と事故の有無に関しては，運転頻度（「毎日」と「それ以下」）および運転の負担（「まったく問題なし」と「問題あり」）は事故の有無により有意差は認めなかった．一般的に運転頻度が増えれば，事故が多くなると考えられる．Edlundら[12]は事故報告書に基づく健常者との比較で，事故率に差は認めなかったものの，走行距離は統合失調症の患者のほうが短く，距離あたりでは統合失調症のほうが事故率は高いと考察している．今回われわれの結果では，運転頻度と事故に有意な関連は認めなかったが，運転頻度は多くても走行距離が短いことが理由かもしれないと考えられる．次に，運転の負担は事故の有無により有意差は認めなかった．一般的に運転の負担があるほうが，事故が多くなると考えられるが，そのような結果ではなかった．実際，運転に負担を感じている患者は，「なるべく長距離は運転しない」「走り慣れていない道は運転しない」「家族が同伴したときのみ運転する」「体調が悪いときは運転しない」などと診察中に話す患者が多く，慎重に運転しているため，事故が多くならなかったと考えられる．

　日頃から，定期的に通院をしている患者で，かつ，自動車運転についての危険性を十分認識している患者においては，決して事故を起こしやすいことはないと言える．

4 眠気などの症状回避に向けて

　運転中の症状と事故の有無を詳細に検討すると，「ボーとする，眠くなる，突然眠くなる」あるいは「頭痛，頭が重い」という症状がある場合は，症状がない場合と比較して事故率が有意に高かっ

た．眠気，頭痛という症状は，疾患に特異的なものではなく，誰にでも起きうる症状である．そして，眠気は，集中力の低下をきたし運転行動に影響を及ぼしている可能性が考えられる．運転中に眠気を自覚する自動車運転者は40.4%にも上るという報告[13]や，自動車運転中に事故に遭遇した患者において，過度の注意力散漫が最もリスクが高く，睡眠不足もリスクになるとの報告[14]もあり，一般ドライバーでも運転中に眠気を自覚することは多く，注意力の低下は事故のリスクを高めると言われている．また眠気は薬物により起こりうる可能性もある．このように，眠気などの症状を軽減することは，患者のQOLを高めるうえで重要である．疾患に対する症状軽減に新たな薬剤を処方したり，投与中の薬剤の量を増やした際には，眠気などの症状が出現していないかを確認する必要があろう．また，これら症状の軽減が，今後の課題になると考えられる．

5 自動車の運転を考慮した療養指導

　精神疾患患者においても，まずは日常的に自動車を運転するかを聞き取る必要がある．そして，運転に際して心身の変化がないかを確認し，自動車運転を考慮した療養指導を行う必要がある．

　内外の検討では，精神疾患患者が自動車事故を起こしやすいか，現実にどの程度事故を起こしているかについての統一した見解は得られていない．われわれの病院における調査では，精神科に通院しており症状の安定している患者では，普段から体調不良などのときは運転を控えるように指導していれば，不必要に運転の制限をする必要はないと考えた．しかし，集中力を持続できないような症状「ボーとする，眠くなる，突然眠くなる」「頭痛，頭が重くなる」を呈する場合は事故のリスクが高くなる可能性があるので，そのような症状を呈したときには運転を控えるように指導する必要性があると考えた．

　なお，日本精神神経学会のガイドライン[15]では運転する患者へのアドバイスとして，①運転時間を短くする，②運転頻度を減らす，③混雑時間を避ける，④夜間は運転しない，⑤悪天候時では運転しない，⑥高速道路は運転しない，⑦慣れ親しんだ自宅付近のみ運転する，⑧家族が同乗するときのみ運転することを推奨している．

文献

1) Crancer A, et al：The mentally ill as motor vehicle operators. *Am J Psychiatry* **126**：807-813, 1969
2) Cushman LA, et al：Psychiatric disorders and motor vehicle accidents. *Psychol Rep* **67**：483-489, 1990
3) 松井三枝・他：精神疾患における運転行動の実態と運転特性—統合失調症を中心に—．平成25年度（本報告）タカタ財団助成研究論文集，pp1-45, 2013
4) Sagberg F：Driver health and crash involvement：a case-control study. *Acid Anal Prev* **38**：28-34, 2006

5) Vingilis E, et al：Medical conditions, medication use, and their relationship with subsequent motor vehicle injuries：examination of the Canadian National Population Health Survey. *Traffic Inj Prev* 13：327-336, 2012
6) Wickens CM, et al：The impact of probable anxiety and mood disorder on self-reported collisions：a population study. *J Affect Disord* 145：253-255, 2013
7) Palmer BW, et al：Heterogeneity in functional status among older outpatients with schizophrenia：employment history, living situation, and driving. *Schizophr Res* 55：205-215, 2002
8) 一杉正仁・他：タクシー運転者における健康起因事故の背景調査，効果的な事故予防対策の立案．日本損害保険協会医研センター（編）：交通事故医療に関する一般研究助成研究報告集2012年度．pp373-381, 2014
9) 馬場美年子・他：タンクローリー運転者に対する運転と体調変化に関する意識調査—体調変化に起因する事故を予防するために—．日本職業・災害医学会雑誌 63：120-125, 2015
10) 一般社団法人日本損害保険協会：自動車保険データ（2012年度）．http://www.sonpo.or.jp/news/release/2012/1208_02.html
11) 警視庁交通局：平成27年における交通事故の発生状況．www.e-stat.go.jp/SG1/estat/Pdfdl.do?sinfid=000031559551
12) Edlund M, et al：Accidents among schizophrenic outpatients. *Compr Psychiatry* 30：522-526, 1989
13) 駒田陽子・他：運転免許保有者の居眠り運転に関する要因についての検討．日本公衆衛生雑誌 57：1066, 2010
14) Galéra C, et al：Mind wandering and driving：responsibility case control study. *Br Med J* 345：e8105, 2012
15) 日本精神神経学会：患者の自動車運転に関する精神科医のためのガイドライン．平成26年6月．https://www.jspn.or.jp/uploads/uploads/files/activity/20140625_guideline.pdf

てんかん

1 自動車運転に関係するてんかんの基本的知識

1 てんかんの疫学と分類

てんかんは，新生児から高齢者まですべての年齢層に分布し，総人口の0.5～1％が罹患する有病率の高い疾患である．発症年齢は小児期と高齢期に多いU字型の分布を呈する．原因はさまざまで，遺伝性（素因性，特発性），症候性（続発性）に大別されるが原因不明も多い．てんかんは，発症年齢・発作症候・予後が明確に異なる複数のてんかん症候群に分けられる．自動車運転とのかかわりからみた代表的なてんかん症候群を表1に示す．

また，個々のてんかん発作は，意識障害のない単純部分発作，意識障害を伴う複雑部分発作，二次性全般化発作，全般発作（欠神発作，ミオクロニー発作，強直間代発作など）に分けられる．自動車運転に対するてんかん発作の影響も発作型によって異なる（表2）．

2 てんかんの定義と診断

「てんかん（epilepsy）」は，自発的な「発作（seizure）」を繰り返す慢性疾患である．原則的には24時間以上の間隔で2回以上の非誘発性発作（unprovoked seizure）をもって初めててんかんと診断する．ただし，1回の発作でも，発作症状に関連する特異的脳波所見やMRI所見，特定の臨床像があればてんかんと診断できることがある[1]．また，年齢依存性てんかん症候群があったがすでにその好発年齢を過ぎている人や，過去10年間発作がなく，過去5年間以上抗てんかん薬を服用していない人は，てんかんが消失したとみなしてよい．

発作は，てんかん患者の主徴であるとともに，非てんかん患者においても全身性または中枢神経系の急性疾患の症候として出現する〔誘発性発作（provoked seizure），急性症候性発作（acute symptomatic seizure）など〕[2]．全身性の原因には，低血糖，電解質異常，動脈血ガス異常，ビタミンB_1欠乏，マグネシウム欠乏，アルコール離脱，薬剤中毒などがある．中枢神経性の急性症候性発作は，頭部外傷，脳血管障害，髄膜炎，脳炎などの急性期に発生する．

その他，てんかん発作と鑑別すべき非てんかん性発作には，神経調節性失神，起立性失神，心原性失神など，全脳虚血性の失神発作がある．失神中にも痙攣やミオクローヌスは発生しうるので，安易にてんかんと診断しないように注意が必要である[3]．また，心因性非てんかん性発作も鑑別に注意する．まぎらわしい場合の鑑別診断には，長時間ビデオ脳波同時記録が有用である．

自動車運転に際しては，発作がてんかん性か非てんかん性か，つまりてんかんと診断されているか否か，抗てんかん薬を服用しているか否かで，法的な扱いが異なる．したがって，てんかんと確定しない段階での診断的投薬や予防的投薬を行う場合には注意が必要である．

表1　自動車運転とのかかわりからみた代表的なてんかん

発症年齢	てんかん大分類	個々のてんかん症候群	予後	自動車運転とのかかわり，運転適性
小児期	特発性てんかん	ローランドてんかん，欠神てんかん，若年性ミオクロニーてんかん　など	薬剤反応性良好，成人期には発作はまれ，認知機能障害は軽度	成人後は多くは運転可能，まれな再発発作に注意（服薬，発作誘発要因）
青・壮年期	特発性てんかん	覚醒時大発作てんかん　など	薬剤反応性は比較的良好，認知機能障害は軽度	多くは運転可能，まれな再発発作に注意（服薬，発作誘発要因）
	症候性局在関連性てんかん	側頭葉てんかん　など	薬剤抵抗性が含まれる	発作症状と頻度による（2年間無発作で可）
	潜因性局在関連性てんかん	レノックス・ガストー症候群　など	高度の薬剤抵抗性高度の認知機能障害	運転は不可能
高齢期	症候性局在関連性てんかん	側頭葉てんかん，脳卒中後てんかん　など	多くは薬剤反応性良好	発作症状と頻度による（2年間無発作で可）
		認知症に伴うてんかん	さまざま	認知症により困難

表2　自動車運転に対して発生しうるてんかんの影響

原因	障害機能	代表的な発作分類，脳波所見，薬剤など
てんかん発作による直接の運転操作障害	意識，認知機能	複雑部分発作，二次性全般化発作，欠神発作，強直間代発作
	運動，体性感覚	運動性単純部分発作，感覚性単純部分発作，二次性全般化発作，ミオクロニー発作，強直間代発作
	視覚	視覚性単純部分発作
非発作時のてんかん性異常波による運転操作障害	認知機能	前頭葉てんかん，側頭葉てんかんにおける頻発するてんかん性発射
抗てんかん薬の副作用	意識，認知機能，運動	用量依存的な中枢抑制作用（薬剤による）
手術治療の後遺症	部位によりさまざま	側頭葉切除後の視野狭窄など

表3　てんかんの検査

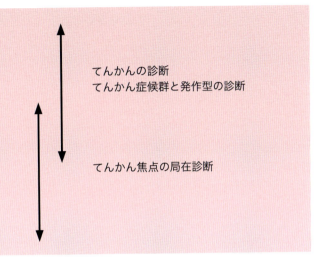

- 病歴聴取，発作症状の聴き取り（家族による発作動画など）
- 既往歴（周産期から），家族歴
- 神経学的所見，高次脳機能検査

- 非発作時脳波
- MRI

- 発作時脳波（長時間ビデオ脳波）
- 脳磁図，FDG-PET
- その他の核医学検査

- 発作時SPECT
- 頭蓋内脳波検査

↕ てんかんの診断
　てんかん症候群と発作型の診断

↕ てんかん焦点の局在診断

表4　抗てんかん薬治療の開始時に説明すべき事柄

1. 一生の服薬が必要なこと[*1]
2. 規則正しい服薬が必要なこと（血中濃度の概念）[*2]
3. 発作を誘発しやすい因子（怠薬，睡眠不足，疲労蓄積，発熱時）
4. 自動車運転（病状の正しい申告，2年間の無発作で免許取得可など）
5. 社会福祉制度（自立支援制度，精神障害国民年金，手帳制度）
6. 抗てんかん薬の副作用（中枢抑制，催奇形性，アレルギー症状）

[*1] 小児ローランドてんかんなど特発性てんかんを除く．
[*2] 食後服用にこだわらない．定時服用のほうが安定する患者も多い．

　てんかん診断のための検査を表3に示した．てんかんの確定診断は通常，病歴・発作症候・脳波から行われる．脳波によるてんかん性異常波の診断は実際には容易ではないので，判断に迷う場合には各地のてんかんセンターなど専門施設に依頼するとよい．

　適切な診断が，自動車運転を含めた患者のQOLに大きく影響する代表は，側頭葉てんかんの複雑部分発作である（表1, 2）．本人や周囲がてんかん発作と気づかず，運転中の発作により自動車事故を起こして，担当した警察官から病院受診を勧められて初めて診断されることもある．特に高齢（65歳以上）発症の側頭葉てんかんは見逃されやすいが，診断できれば少量の抗てんかん薬が奏効するので，運転適性の回復を含め，患者に益するところが大きい．

3 てんかんの治療

　抗てんかん薬はてんかんと診断したうえで開始するのが原則である．適切な抗てんかん薬治療により，およそ7割の患者では日常生活の支障となる発作が消失する[4]．治療開始時には表4に挙げた内容を患者に理解してもらう必要がある．

表5 てんかん治療における薬剤抵抗性の原因

見せかけの薬剤抵抗性てんかん	てんかん診断の誤り	失神，心因性非てんかん性発作など
	発作分類，てんかん分類の誤り，抗てんかん薬選択の誤り	複雑部分発作に対するバルプロ酸など
	本来有効な抗てんかん薬の効果が発揮できていない	医師の処方量が不十分 患者のアドヒアランス不良 服用時間のばらつきによる血中濃度低下 薬剤相互作用による血中濃度低下
真の薬剤抵抗性てんかん	外科治療を考慮する	

　自動車運転が問題となる成人のてんかん（特に成人発症のてんかん）はほとんどが焦点性てんかんであり，その第一選択薬は，カルバマゼピン，レベチラセタム，ラモトリギン，ゾニサミドなどである．また，小児期に発症したてんかんが持続している場合は，バルプロ酸，ラモトリギン，レベチラセタムなどが第一選択である．

　抗てんかん薬で発作が抑制されない場合に考えられる原因を表5にまとめた．見せかけの薬剤抵抗性てんかんは，適切な診断・治療・指導などで発作を消失できる可能性があり，それに伴って運転適性の回復も期待できる．

　抗てんかん薬で発作が消失しない場合でも，一部の焦点性てんかんには開頭手術が奏効する．特に側頭葉てんかんや限局性の器質病変に関連するてんかんでは，外科治療による発作消失率が高い[5]．手術で発作が消失すれば就労や自動車運転の状況も改善するので[6]，治療開始早期から外科治療を考慮し，適切な抗てんかん薬2剤が無効なら積極的な外科治療が推奨される[7]．

2 てんかんが自動車運転に及ぼす影響

1 てんかんの自動車事故危険率

　てんかんはさまざまな側面から正常な運転を阻害し事故危険率を高める可能性があり（表2），てんかんによる事故危険率は，個別因子（治療による発作抑制の程度，最終発作からの経過年数，運転時間，運転環境など）の影響が大きく，一概に論ずるのは難しい[8]．一般には，発作が完全には抑制されていないてんかん患者の事故危険率は一般人よりも高く，抗てんかん薬で発作が数年間消失しているてんかん患者の事故危険率は一般人と大差ないと考えられている．しかし，てんかんがあることで運転時間が短く運転操作が慎重になれば危険率は低くなる．過去の報告でも相対的リスクが高いもの[9〜11]，低いもの[12,13]，さまざまである．

II-3 てんかん

表6　一定の病気等に係る運転免許関係業務に関する運用上の留意事項について（抜粋）

一定の病気に係る免許の可否等の運用基準
2　てんかん（令第33条の2の3第2項第1号関係）
(1) 以下のいずれかの場合には拒否等は行わない．
　ア．発作が過去5年以内に起こったことがなく，医師が「今後，発作が起こるおそれがない」旨の診断を行った場合
　イ．発作が過去2年以内に起こったことがなく，医師が「今後，x年程度であれば，発作が起こるおそれがない」旨の診断を行った場合
　ウ．医師が，1年間の経過観察の後「発作が意識障害及び運動障害を伴わない単純部分発作に限られ，今後，症状の悪化のおそれがない」旨の診断を行った場合
　エ．医師が，2年間の経過観察の後「発作が睡眠中に限って起こり，今後，症状の悪化のおそれがない」旨の診断を行った場合
(2) 医師が「6月以内に上記(1)に該当すると診断できることが見込まれる」旨の診断を行った場合には，6月以内の保留又は停止とする．
　　保留・停止期間中に適性検査の受検又は診断書の提出の命令を発出し，
　　①適性検査結果又は診断結果が上記(1)の内容である場合には拒否等は行わない．
　　②「結果的にいまだ上記(1)に該当すると診断することはできないが，それは期間中に○○といった特殊な事情があったためで，さらに6月以内に上記(1)に該当すると診断できることが見込まれる」旨の内容である場合にはさらに6月内の保留又は停止とする．
　　③その他の場合には拒否又は取消しとする．
(3) その他の場合には拒否又は取消しとする．
(4) 上記(1)イに該当する場合については，一定期間（x年）後に臨時適性検査を行うこととする．
(5) なお，日本てんかん学会は，現時点では，てんかんに係る発作が，投薬なしで過去5年間なく，今後も再発のおそれがない場合を除き，通常は，中型免許(中型免許(8t限定)を除く)，大型免許及び第二種免許の適性はないとの見解を有しているので，これに該当する者がこれら免許の申請又は更新の申請を行った場合には，上記(2)及び(3)の処分の対象とならない場合であっても，当該見解を説明の上，当面，免許申請・更新申請に係る再考を勧めるとともに，申請取消しの制度の活用を慫慂することとする．

一方，てんかん発作の再発率はそれまでの無発作期間に影響されるので[14)〜16)]，多くの国が無発作期間を運転適性の指標の一つとしている．日本の警察の運用基準は運転に必要な無発作期間を2年間としているが[17)]（表6），米国では州によって3カ月から1年，欧州の大部分の国は1年とさまざまである．欧州連合（EU）は，1年間の発作再発率，1日の運転時間，運転中の発作が交通事故を引き起こす確率，交通事故のうち死亡事故の割合などからてんかんの事故危険率を算出し，一般人における特定の年齢群や性別における危険率と比較して，必要とされる無発作期間を提案した[15)]．過去の無発作期間が1年，2年の場合の事故危険率はおのおの約1.5と2と算出さ

表7　運転適性に関する欧州連合（EU）の勧告

普通自動車：5年間無発作なら運転可．そうでない場合は，以下の条件下で可とする．
- 誘発発作：運転中にその誘発要因がないのであれば，神経内科医の意見を参考に，個別に可．
- 初回発作，孤発非誘発発作：6カ月以内の再発がなければ可．（適切な検査を施行）
- てんかん：1年間無発作なら可．
- 睡眠中のみの発作：1年間睡眠中発作のみなら可．覚醒中に発作が起きた場合，1年間運転しないで経過観察．
- 意識や動作が障害されない発作：1年間そのような発作のみなら可．そうでない発作が起きた場合，1年間運転しないで経過観察．
- 減薬・治療終了などによる発作：治療変更後6カ月間は運転しないように勧める．発作発生の場合は，以前の治療内容に戻して3カ月は運転しないで経過観察．
- 根治的てんかん手術後：1年間無発作なら可とする．

大型自動車など：一定期間の服薬なし無発作かつ脳波でてんかん活動がないことが必要．
- 誘発発作：普通自動車と同条件に加えて検査正常なら可．頭蓋内器質疾患の場合，年間発作リスクが2%以下で可とする．
- 初回発作，孤発非誘発発作：抗てんかん薬なしで5年間無発作なら可．
- てんかん：抗てんかん薬なしで10年間無発作なら可．
- 未発作だが発作発生リスクがある場合（脳動静脈奇形，脳内出血など）：発作リスクが年間2%以下で可．

れるが，一般人の事故危険率が2となるのは，70歳以上，17〜19時間の断眠，法律で許容されるアルコール血中濃度の上限状態であり，EUでは事故危険率3以下を許容範囲として無発作期間を1年とした．

　日本のデータで同様の計算を行うと，無発作期間6カ月，1年，2年での発作再発率は，おのおの34.1〜36.9%，21.5〜22.8%，11.5〜15.7%で，無発作期間6カ月，1年，2年，3年での事故危険率はおのおの1.38，1.23，1.16，1.09と算出されている[18)〜20)]．対して一般人の事故危険率は，20歳代男性で1.70，60歳以上で1.32，65歳以上で1.53，75歳以上で2.78である．

2　てんかんの自動車運転適性

　運転適性に関する判断の実用的な基準は，第一に免許の可否等に関する運用基準（表6）である．この運用基準は警察における免許の可否の基準を定めたものであり，免許取得・更新の手続きの際か，事故発生時に適用される．しかし，それ以外の場合の法的拘束力は曖昧で，さらに誘発発作，初回発作，減薬時，根治的てんかん手術後など，特定の状況下での適性判断には役立たない．一方，EU報告は，特定状況下での運転適性についてかなり細かく分類して基準を提示しており[15)]，交通環境は日本と異なるものの非常に参考になる（表7）．日本でも，日本てんかん学会がEU基準を参考に運用基準の見直しを提案している[21)]．これは，てんかんの多様性と国際標準に対応したルー

ルに改訂することで自己申告を促し，事故リスクの低い多くの患者の生活を守りつつ，ごく一部の高リスク患者の不適性運転の潜在化を防ごうとするものである．

3 患者への対応，運転に関する説明と指導

　医師は，患者に対して運転に関する法規制の概要を以下のようにわかりやすく説明することが望まれる．てんかんの場合，説明のタイミングは16歳以上では初診時や新規診断時，小児なら16歳に達する前など，なるべく早い時期が望ましい．

1 過労，病気，薬物の影響下での運転禁止

　道路交通法（以下，道交法）第66条は，運転者に対して，過労，病気，薬物の影響により，正常な運転ができないおそれがある状態での運転を禁じている．これは運転者自身の責務であり，違反に対する罰則規定も設けられている．しかし，免許取得後に発症したてんかんなどでは，病気や治療薬により正常な運転ができないおそれがある状態なのかどうかは，運転者本人では判断できないこともあり，医師による説明・指導が必要である．

2 てんかんがあっても一定の基準を満たせば免許は拒否されない

　道交法の第90条と第103条は，公安委員会に対して，発作により意識障害または運動障害をもたらす病気，その他自動車等の安全な運転に支障を及ぼすおそれのある病気にかかっている者には免許を与えない，または6カ月以下の間，免許を保留できる，さらにこれらの病気にかかっていると判明した場合は免許取消し，または6カ月以下の間，免許停止できると定めている．これらの病気には「てんかん（発作が再発するおそれのないもの，発作が再発しても意識障害および運動障害がもたらされないもの，発作が睡眠中に限り再発するものを除く）」が含まれている（Ⅱ-3「病気に係る運転免許制度について」，表1，22頁参照）．具体的には表6に示す運用基準が発出されている．表6の（1）のアからエの4つの場合には，てんかんがあっても，免許取得・更新を拒否しない．要はてんかん発作があっても（てんかんと診断されていても），目覚めている間に，意識や運動が障害される発作が2年間以上ない場合は免許が取得できる（運転適性がある）ということである．なお，医学的に将来の発作発生確率をゼロと予測することは不可能なので，これらの条文で用いられている「再発のおそれがない」「発作が起こるおそれがない」という表現は，医療現場では「再発リスクが相応に低い」と解釈して用いられている．

3 病状質問票には正確に回答する

　免許申請書の裏面にある病状質問票に虚偽の記載をすると罰則の対象となる（Ⅱ-3「病気に係る運転免許制度について」，図1，24頁参照）．なお，2014（平成26）年6月の道交法改正前の虚偽回答は罰則の対象にはならない．

4 医師による届出

　運転適性がないにもかかわらず意図的に運転を続ける者による事故の抑制を目的として，医師による通報が法制化されている（I-3「病気に係る運転免許制度について」，2「一定の病気等に該当する者を診断した医師による任意の届出」の項，25頁参照）．医師による申告は強制ではなく任意だが，刑法の秘密漏示罪その他の守秘義務に関する法律によって妨げられない．すべての病気に共通な届出手続きに関するガイドラインを日本医師会が，てんかんに特化したガイドラインを日本てんかん学会が公表している[22) 23)]．

5 病気が原因で取消しになった運転免許の再申請時には学科試験・実技試験は免除される

　てんかん発作が原因で運転免許が取消しになったが，その後の治療や自然経過で運転適性が回復した場合，取消しから3年以内に免許再取得の申請をすれば，学科試験や実技試験は免除される（道交法第97条の2）．

6 その他の重要事項

　運転適性基準を満たし正規に免許を所持している人でも，病状や治療状況によっては，医師として運転禁止と指導することが望ましい場合もある．長期間，無発作で経過している人でも，抗てんかん薬の飲み忘れ，睡眠不足，疲労蓄積，女性における月経などは一時的に発作再発のリスクを高めることが知られている．特にこのような悪条件が重なったときには運転しないように指導しておくことが望ましい．また，抗てんかん薬を変更または減薬した後しばらくは，それまでに2年間以上無発作で経過していても，発作再発リスクはそれまでと同等とは言えないため，一定期間（EU基準では3カ月間）は運転禁止として発作再発のないことを確認することが望ましい．

　はじめて痙攣発作が出現した場合，あらたにてんかんと診断された場合，消失していた発作が再発した場合などは，免許を持っていても，「正常な運転ができないおそれがある状態」にあたるので，原則として2年間は運転しないように指導すべきである．この場合，運転者にただちに免許の返納や届出を義務づける法律はないが，すみやかに公安委員会に申告し，次の免許更新時には病状質問票に正しく答えるように指導することが望ましい．

　なお，てんかんは，2回以上の発作があったか，1回の発作でも対応する脳波異常や画像異常があった場合に診断される[1)]．てんかんと診断できない初回発作（失神と鑑別できない発作など）に対しては，EU指針に基づいて6カ月以上運転禁止と指導して経過観察するのが妥当かと思われる[15) 16) 21)]．

1) Fisher RS, et al : ILAE official report : a practical clinical definition of epilepsy. *Epilepsia* 55 : 475-482, 2014

2) Jallon P, et al：Seizure precipitants. In：Engel J Jr, et al (eds)：Epilepsy A Comprehensive Textbook (2nd Ed). Philadelphia, Lippincott Williams & Wilkins, pp76-79, 2008
3) Lempert T, et al：Syncope：a videometric analysis of 56 episodes of transient cerebral hypoxia. *Ann Neurol* 36：233-237, 1994
4) Kwan P, et al：Early identification of refractory epilepsy. *N Engl J Med* 342：314-319, 2000
5) Tellez-Zenteno JF, et al：Surgical outcomes in lesional and non-lesional epilepsy：a systematic review and meta-analysis. *Epilepsy Res* 89：310-318, 2010
6) Hamiwka L, et al：Social outcomes after temporal or extratemporal epilepsy surgery：a systematic review. *Epilepsia* 52：870-879, 2011
7) Engel J Jr, et al：Early surgical therapy for drug-resistant temporal lobe epilepsy：a randomized trial. *JAMA* 307：922-930, 2012
8) Naik PA, et al：Do drivers with epilepsy have higher rates of motor vehicle accidents than those without epilepsy? *Epilepsy Behavior* 47：111-114, 2015
9) Lings S：Increased driving accident frequency in Danish patients with epilepsy. *Neurology* 57：435-439, 2001
10) Vernon DD, et al：Evaluating the crash and citation rates of Utah drivers licensed with medical conditions, 1992-1996. *Accid Anal Prev* 34：237-246, 2002
11) Kwon C, et al：Motor vehicle accidents, suicides, and assaults in epilepsy：a population-based study. *Neurology* 76：801-806, 2011
12) Taylor J, et al：Risk of accidents in drivers with epilepsy. *J Neurol Neurosurg Psychiatry* 60：621-627, 1996
13) McLachlan RS, et al：Impact of mandatory physician reporting on accident risk in epilepsy. *Epilepsia* 48：1500-1505, 2007
14) Krauss GL, et al：Risk factors for seizure-related motor vehicle crashes in patients with epilepsy. *Neurology* 52：1324-1329, 1999
15) Driving SEWGoEa. Epilepsy and driving in Europe. A report of the second European Working Group on Epilepsy and Driving, an advisory board to the Driving Licence Committee of the European Union. Final report. http://eceuropaeu/transport/home/drivinglicence/fitnesstodrive/doc/epilepsy_and_driving_in_europe_final_report_v2_enpdf 2005.
16) Brown JW, et al：When is it safe to return to driving following first-ever seizure? *J Neurol Neurosurg Psychiatry* 86：60-64, 2015
17) 警察庁交通局長：道路交通法の一部を改正する法律の施行等に伴う交通警察の運営について．警察庁丙交企発第79号，2002
18) てんかんにかかっている者と運転免許に関する調査研究委員会：てんかんにかかっている者と運転免許に関する調査研究報告書．有限会社自然文化創舎，2015
19) 日本てんかん学会法的問題検討委員会：「平成26年度警察庁調査研究報告書：てんかんにかかっている者と運転免許に関する調査研究」の解説と検討．てんかん研究 33：147-158, 2015
20) 警察庁：てんかんにかかっている者と運転免許に関する調査研究 報告書2．2016
21) 日本てんかん学会：てんかんと運転に関する提言．平成24年10月11日．http://square.umin.ac.jp/jes/images/jes-image/driveteigen2.pdf
22) 日本てんかん学会：てんかんに関する医師の届け出ガイドライン．平成26年9月．http://square.umin.ac.jp/jes/images/jes-image/140910JES_GLpdf
23) 日本医師会：道路交通法に基づく一定の症状を呈する病気等にある者を診断した医師から公安委員会への任意の届出ガイドライン．平成26年9月．http://dlmedorjp/dl-med/teireikaiken/20140910_1pdf

4 脳血管疾患

1 はじめに

　脳血管疾患患者では，片麻痺や失調といった目に見える身体機能障害のみならず，失認や失行，半側空間無視などの目に見えない障害である高次脳機能障害も生じるため，自動車運転再開判断が困難な場合も少なくない．他にも脳損傷部位によっては，視野障害，複視といった視機能の障害，症候性てんかんの危険性など医療的問題も新たに生じる．

　医師は，脳血管疾患患者が運転再開を希望した場合，運転免許試験場から診断書記載を求められる．診断書記載にあたっては，病状の安定はもちろんのこと，身体機能，高次脳機能，視機能，画像所見，内服薬などさまざまなことを勘案する必要がある．

　本稿では，脳血管疾患患者の診断書を記載するにあたり，確認すべき事項や診断書記載時の注意点について解説する．

2 医学的管理の確認

　脳血管疾患を発症した患者はさまざまな併存疾患を有していることが多い．代表的なものとして，高血圧や糖尿病が挙げられる．高血圧や高血糖は，脳血管疾患の再発リスクが高くなるためしっかりと管理する．また過度な低血圧や低血糖では意識障害を生じうるため，適切な管理が求められる．

　肥満症の患者では，睡眠時無呼吸症候群を有していることも多く，持続的陽圧呼吸治療の導入も検討する．

3 内服薬の確認

　脳血管疾患患者では多くの内服薬を服用していることがある．その中には，抗てんかん薬も含まれていることもあり，必ず内服薬は確認すべきである．他にも眠気を生じる可能性のある中枢性筋弛緩薬や神経障害性疼痛緩和薬などを内服している場合もあり，眠気の有無も含めて問診する必要がある．薬剤の影響で，安全運転に支障をきたす可能性が高い場合は，運転を許可することはできない．

II-4 脳血管疾患

4 脳損傷部位の確認

1 症候性てんかん

　脳血管疾患後にてんかんを生じる患者は少なくない．現病歴や既往歴の中にてんかんの記載があれば，その状況を確認する．最近痙攣発作を生じた場合や，抗てんかん薬が開始された場合は，しばらく運転再開ができない旨を説明する．てんかん患者は，道路交通法（以下，道交法）上は最低2年間の無発作を確認し，医師の判断のもとに運転が許可されている．

　痙攣発作を生じやすい脳損傷部位は，皮質を含むテント上脳出血，くも膜下出血，内頸動脈系の皮質を含む脳梗塞であり，中大脳動脈領域の皮質を含む広範囲な脳梗塞では痙攣発作を生じやすいため，特に注意が必要である．逆に脳実質内のラクナ梗塞や小さな出血，テント下の出血や梗塞では，痙攣発作発症の危険性は低いと考えられる．診断書作成時には少なくとも脳画像の確認を行い，症候性てんかんの危険性を検討したうえで記載すべきであろう．

　筆者は脳血管疾患発症1年以上経過して，初発痙攣発作を生じることを多々経験しており，痙攣の初発発作を危惧し，どの時点で運転再開許可をすべきか判断に迷うことも少なくない．また，痙攣発作は生じていないものの，予防的に抗てんかん薬を投与されている場合，やはり脳血管疾患発症後2年間は，自動車運転再開を行わせないとすべきであろうか．しかし，実際には患者自身は一度も痙攣発作を生じたことはないため，これについても判断に迷う．

2 視機能の障害

　視機能については，視力が両眼で0.7以上，かつ一眼でそれぞれ0.3以上であること．一眼で視力が0.3に満たないもの，または一眼が見えないものについては，他眼の視野が左右150度以上で，視力が0.7以上であることのみが規定されている．脳血管疾患患者において，視放線にかかる病変や，後頭葉の病変では，同名半盲や同名1/4盲を生じる．この症状は一眼がまったく見えなくなったわけではないため，現行の法律上の基準からはずれる．しかし，視野障害と交通事故との関連性は高いと報告されている[1]．しかし，どの部分の視野欠損が問題となるのか，どの程度まで視野欠損があると危険であるのかについては明らかでないため，視野欠損を認める患者への対応は，今後の大きな課題である．現在筆者は，同名半盲および同名1/4盲については，交通事故を生じる危険性が高いと考え，運転再開を勧めていない．

　また，脳幹部の病変により複視を生じることがある．複視の場合は，片目をつぶれば深視野に問題が生じるものの，物が二重に見えることはなくなる．片目をつぶるため一眼が見えないものと同じ状態と考えれば，他眼の視野が左右150度以上で，視力が0.7以上あれば運転可能と思われる．しかし筆者は，ごく軽度の複視は有しているものの両目で運転可能な患者にのみ運転許可の診断書を記載した経験はあるが，片目をつぶった状態で運転可能と判断したことはなく，片目で運転することは危険性が高いと考えている．

　診断書作成時は，眼科にて視力，視野検査を行うことが望ましいと考えており，筆者は視機能に

問題がないことを必ず確認している．

 ## 身体機能の確認

　自動車を運転するためには，下肢機能ではアクセルやブレーキペダルを操作する能力，上肢機能ではハンドルや方向指示器，ライトなどを操作する能力が必要である．

　道交法には，「体幹機能の障害等があって腰をかけていることができない場合，四肢の全部を失った場合または四肢の用を全廃した場合，その他自動車の安全な運転に必要な認知又は操作のいずれかの能力を欠くことによる身体の障害がある者は6カ月以内の免許効力の停止または免許の取り消しとなる」と記載されている．運転可能な身体障害者は，免許取得や更新の際に障害の内容に応じた条件が決定され，障害に適した運転補助装置の設置を行い，運転が許可される．肢体不自由などで運転免許証に条件がつけられている人が運転する自動車の前後には，身体障害者マークをつけることとなっている．

　脳血管疾患患者の運動能力については，いくつか報告されている．片麻痺患者において上肢機能は廃用手でも運転可能である．下肢機能については，装具や杖を使用してでも屋外歩行自立していることが一つの目安といえる．

　麻痺側については，左片麻痺でも右片麻痺でも運転再開は可能である．ただし右片麻痺の場合，左足でペダルを操作できるようにブレーキペダルの左側にアクセルペダルを取り付け，ウインカーなども左手で操作できるようにするなどの自動車の改造が必要となる．どちら側の麻痺であったとしても上肢が廃用手の場合は，健側上肢のみでハンドルの操作ができるようにノブの取り付けなどを行う必要もある．

 ## 失語症患者の言語能力の確認

　失語症においては，そのタイプにより理解や表出の重症度が異なるため，簡便に失語症患者の言語機能と運転との関連を評価できる方法はない．失語症を有していても道路標識や交通規則を理解できることは，当然必要である．そのうえ，交通事故などのアクシデントを生じたときも，状況説明ができる程度の能力は必要と思われる．

　筆者ら[2]の報告では，運転を再開している脳損傷患者群のうち，失語症を有している患者のMMSEが26.1±1.6点であったことから，MMSEが25点以上あれば，失語症患者でも運転再開を検討できるのではないだろうかと考えている．

高次脳機能の確認

　高次脳機能障害は，身体機能障害と異なり外見だけでは障害の有無を判別できない．またどの高次脳機能評価を行うべきか，あるいはどの程度の高次脳機能障害までならば安全運転に支障をきたさないのかなど，具体的な内容について法的記載はない．

　道交法では，現在免許の拒否または保留の事由となる病気などのうち「自動車等の安全な運転に必要な認知，予測，判断又は操作のいずれかに係る能力を欠くこととなるおそれがある症状を呈する病気」と記載されているだけである．そのため，脳血管障害患者の自動車運転再開について，臨床現場では運転再開の可否判断に苦慮している．

　高次脳機能障害と自動車運転については，多くの報告がなされているが，まだ一定の見解には至っていない．自動車運転には注意力，記銘力，遂行機能など多くの能力が要求される．そのため，机上の検査だけでなく，ドライビングシミュレーターの併用や，教習所での実車評価などを組み合わせることが望ましい．筆者は，机上の高次脳機能評価について暫定基準値（表1）を作成し，ドライビングシミュレーター評価との併用で安全に交通社会へ復帰できることを報告した[3]．

　高次脳機能障害や失語症は，長期間の訓練で徐々に改善し，自動車運転再開が可能となることがある．しかし，症状の改善より前に患者の運転免許証の更新時期がきて，運転再開の可否判断を行わなければならない場合もある．道交法では，免許証の更新期限より6カ月以上運転を控えることが必要となれば，いったん免許の取り消しとなる．そのため，以前は免許が取り消された後に運転可能と判断された場合，学科試験や技能試験を改めて受験する必要があった．

　しかし2014（平成26）年6月1日より施行された道交法の改正により，一定の症状を呈する病気にかかっていることを理由に運転免許を取り消された者が，その後，病気の回復により運転免許の取得が可能となった場合，取り消された日から3年以内であれば学科試験および技能試験が免除となった．また，一定の症状を呈する病気にかかっていることを理由に運転免許を取り消された者が，取り消しから3年以内に次の運転免許を取得した場合，当該取り消された免許を受けていた期間および次の免許を受けていた期間が継続していたものと見なされるようになった．つまり，運転免許取り消し前が優良運転者であれば，次の運転免許も優良運転者と見なされ，免許証の有効期限も3年ではないなどの法令上の優遇措置が受けられることとなった．このような法律の仕組みを知っておくと，診断書記載の役に立ち，患者も安心してリハビリに取り組むことが可能となる．

表1 暫定基準値

	暫定基準値
MMSE （点）	25 以上
Kohs-IQ	58 以上
TMT-A （秒）	183 以下
TMT-B （秒）	324 以下
PASAT 2 秒（％）	15 以上
PASAT 1 秒（％）	8 以上
BIT （点）	140 以上
WAIS-Ⅲ　符号（粗点）	23 以上
評価点	2 以上
WMS-R　図形の記憶（点）	5 以上
WMS-R　視覚性対連合（点）	2 以上
WMS-R　視覚性再生（点）	27 以上
WMS-R　視覚性記憶範囲　同順序（点）	6 以上
WMS-R　視覚性記憶範囲　逆順序（点）	6 以上

MMSE：Mini-Mental State Examination, TMT：Trail Making Test, PASAT：Paced Auditory Serial Addition Test, BIT：Behavioural Inattention Test, WAIS-Ⅲ：Wechsler Adult Intelligence Scale-Third Edition, WMS-R：Wechsler Memory Scale-Revised

　すべての高次脳機能検査結果が暫定基準値内であれば，机上の高次脳機能検査の結果から運転再開可能な認知機能があるといえるかもしれないが，画像検査やドライビングシミュレーターなどを行い総合的判断が重要である．

8　診断書記載に際して

　運転再開の可否の決定は，運転免許センターで行われ，その判断材料の一つとして診断書は用いられる．
　診断書記載に際しては，上記内容を確認し運転再開可能と思われたら，筆者はドライビングシミュレーターを用いて運転能力の判断を行っている．運転能力については，自動車教習所を利用して判断する方法もあり，実際に教習所と提携して診断書を作成している医療機関もある．診断書作成に

II-4 脳血管疾患

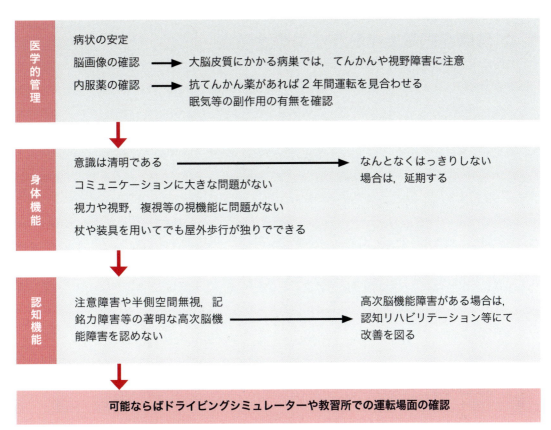

図1　診断書作成に向けた基本的流れ（文献4より引用，一部改変）

向けた基本的流れを図1[4]に示す．

　診断書作成時期については，患者の意識障害や脳画像所見などから判断することが望ましい．脳損傷部位が小さい患者では，麻痺は軽度であり，比較的短期間の入院加療で退院となる．また頭部CTで脳出血の高吸収域が認められるものの，明らかな麻痺がないため退院となる患者もいる．しかし，それらの患者の中には，高次脳機能検査では比較的良い成績を残すものの，何となく意識がはっきりしない印象を受ける患者が含まれている．脳血管疾患発症からの時間経過が短いため，そのような患者には1～2カ月後に再度診察し，その時点で運転再開の可否を判断するようにしている．その理由は，数カ月後の診察時には意識がはっきりして，運転再開を許可できることが多いからである．また，筆者は脳出血の場合，頭部CTで少なくとも高吸収域が消失するまでは運転再開を勧めていない．

　診断書作成時点で，軽度の意識障害が疑われる場合は，診断書作成時期を延期して経過観察を行い，その後運転再開可否を判断することも重要と考えている．

診断書記載ガイドラインの注意点

　診断書記載ガイドラインが作成され，診断書とともに医療機関に提出される地域がある．その中には，症状が慢性化した「見当識障害，記憶障害，判断障害，注意障害等」については，本診断書とは異なる，「認知症の診断書」により判断することとなる，と記載されている．そのため高次脳機能障害や失語症患者などでは，脳卒中関連の診断書を用いてよいのか，あるいは認知症の診断書に記載すべきか困惑する．しかし，高次脳機能障害や失語症などは認知症ではないため，認知症の診断書に記載するには違和感がある．そのため，筆者は警視庁運転免許本部臨時適性係にこれらの疑問を電話で問い合わせした．その結果，高次脳機能障害や失語症は脳卒中関係の診断書に記載し，血管性認知症と判断される場合は認知症の診断書に記載という回答を得た[4]．しかし，このことは筆者が渉猟する限り明文化はされていない．

　診断書とともに提出される診断書記載のガイドラインなどの書類は，診断書作成に役立っているが，一方上記のような記載は，逆に混乱を招くおそれがあるため，診断書記載にあたっては注意が必要である．

 ## おわりに

　疾病に起因する交通事故報道が多く，診断書記載をためらう医師も少なくない．しかし，脳血管疾患患者は多く，運転再開を希望することも多いため，診断書記載を求められる可能性は高いと考える．適切な判断のもと，診断書を記載されることを期待する．

 文献

1) Rubin GS, et al：A prospective, population-based study of the role of visual impairment in motor vehicle crashes among older drivers：the SEE Study. *Invest Ophthalmol Vis Sci* **48**：1483-1491, 2007
2) 武原　格・他：自動車運転再開支援を行った脳損傷者の特徴と事故について．*Jpn J Rehabil Med* **51**：138-143, 2014
3) 武原　格・他：脳損傷者の自動車運転再開に必要な高次脳機能評価値の検討．*Jpn J Rehabil Med* **53**：247-252, 2016
4) 武原　格・他：臨床医の判断―医学的診断書の作成にあたって―．脳卒中・脳外傷者のための自動車運転 第2版．三輪書店, pp128-136, 2000

5 神経変性疾患

 はじめに

　警察庁の運転免許（以下，免許）統計によると，75歳以上の免許保有者数は，2004（平成16）年に2,158,212人，2014（平成26）年には4,474,463人と2.13倍に増加し，2017（平成29）年6月の最新のデータでは過去最多の4,953,912人に達している[1]．高齢者に多い神経変性疾患を有する高齢者運転も増えていくことにつながる．神経変性疾患患者では，臨床経過とともに認知機能，運動機能，視覚認知の低下により運転に支障が生じることはすでに報告されている．神経変性疾患を有する患者の運転免許更新に関しては，個人の権利の尊重や自動車がもたらす便利さと交通事故の潜在的リスク回避の間で，公平さが重要である．2014（平成26）年6月1日に施行された道路交通法（以下，道交法）改正で，一定の病気等に係る運転免許の可否において，医師の診断書は行政処分のうえできわめて重要な判断材料になるため，今後医師が果たすべき責任や役割は大きい．しかし，現在，医療現場で神経変性疾患の運転免許の取り消しに対する具体的かつ妥当性のある評価方法はない．本稿では，神経変性疾患と運転免許の現状と課題について，神経変性疾患の中でcommon diseaseでもあるパーキンソン病（Parkinson disease，以下PD）とアルツハイマー病（Alzheimer disease，以下AD）および認知症や高次脳機能障害ほかの神経変性疾患の臨床像も呈しうる非痙攣性てんかん重積状態（nonconvulsive status epilepticus，以下NCSE）を中心に記述する．

 神経変性疾患と運転免許の現状と課題

1 現行の道路交通法における神経変性疾患

　道交法改正により，75歳以上の者が免許証の更新を受けようとする場合には，認知機能検査を受け，その結果に応じて適宜，臨時高齢者講習を行うこととなった．認知機能検査を受けた人は年々増加し，2016（平成28）年には166万人であり，今後も受検者は増加することが予想される．さらに，75歳以上の高齢運転者による交通死亡事故件数が増加傾向であることを受け，2017（平成29）年3月12日施行の道交法の改正により，75歳以上の高齢運転者に対する検査や講習が強化された．

　2014（平成26）年6月1日施行の改正道交法で，「一定の病気等」を有する者が免許の取得や更新をする際の質問制度，医師の任意届出制度などが新設された．「一定の病気等」とは，免許の取り消し，拒否，保留などの事由となるものであり，「一定の病気等」には，「統合失調症，てんかん，

再発性の失神，無自覚性低血糖症，躁うつ病，重度の眠気の症状を呈する睡眠障害，その他自動車等の安全な運転に必要な認知，予測，判断または操作のいずれかに係る能力を欠くこととなるおそれがある症状を呈する病気，アルコール，麻薬，大麻，あへん又は覚醒剤の中毒」と規定されている．

　神経変性疾患については，2014（平成26）年6月1日に施行された改正道交法の「一定の病気等」には明記されてはいない．AD/PDの一部は，「一定の病気等」の「その他自動車等の安全な運転に必要な認知，予測，判断または操作のいずれかに係る能力を欠くこととなるおそれがある症状を呈する病気」または「認知症」の項目に該当し，特にPDにおいては「重度の眠気の症状を呈する疾患」にも該当するだろう．

2　神経変性疾患患者の運転の実態

　神経変性疾患を有する患者が運転困難を経験するのは，認知，運動，行動の障害である．AD/PD/ハンチントン舞踏病患者における運転能力の変化に関する70の研究をレビューしたJacobsら[2]の報告では，すべてのレベルで運転能力の低下を認めた．最も多い運転の過誤は，車線の維持と車線の変更であり，遂行能力，注意，視覚認知の低下が運転能力の予後と関連した．70歳以上の148人（AD 32人/PD 39人，健常人77人）を対象に，AD/PDと健常人の路上運転，認知機能，処理速度，記憶，遂行能力についての比較では，AD/PDは，secondary task performance ($p<0.001$)，baseline safety ($p=0.028$)，on task safety ($p=0.011$)，すべての予後評価項目で健常人と比較し低下していた[3]．

3　神経変性疾患患者の運転能力に対する適正な判断基準の構築

　神経変性疾患自体の進行，合併する認知症に伴う運転のリスクや事故の増加は明らかである．米国では，神経心理検査，ドライビングシミュレーター，実車運転評価，常時記録ドライブレコーダーなどが評価方法として用いられており，複数の評価で総合的に判断されている．わが国では，神経変性疾患患者運転の可否を判断できるgold standardとなる検査が現状ではなく，個々の運転能力の評価には包括的かつ適正な判断基準の構築が望まれる．生活の質を保証したうえで，社会の安全が重要であることを丁寧に説明し，可能な限り行政処分ではなく，運転免許証の自主返納を促進することも必要である．

パーキンソン病（PD）と運転免許

1　PD患者の運転の実態

　12,000人のPD患者での運転に関する報告では，82％が運転免許を所持し60％が運転を継続している．運転免許を所持しているPD患者の15％が事故に巻き込まれ，11％が過去5年間で少なくとも1件の交通事故を起こしている[4]．PDの重症度による事故のリスクは，Hoehn and Yahr分類stage Ⅲでは健常人と比較し5倍，stage Ⅰでは健常人の2倍であった[5]．

2　PDの自動車運転適性の予測

　PD患者160人を対象（Hoehn and Yahr分類のstage I 12人，stage II 13人，stage III 6人，stage IV 12人）に自動車運転に関する選択方式のアンケート調査で，自動車の利用頻度では，43人が「ほとんど毎日運転する」と「時々運転する」である．自動車運転の用途では，「買い物などのちょっとした用事」が86％，運転中止の判断では，「本人または家族の判断」が91.7％であった．運転中止による不利益として，「外出機会の減少・行動範囲の狭小化」が78.1％であった．事故経験者の半数はstage IIであり，事故後も運転を継続していた[6]．

　PD患者101人と健常人138人を対象とした路上運転試験に関する検討では，PD患者が健常人と比較し路上運転で不合格が多かった（41% vs 9%）[7]．PD患者の路上運転試験不合格の原因となる具体的な運転技能の低下および臨床的特徴に関する検討では，運転免許を所持する現役ドライバーのPD患者104例を対象に，路上運転，被験者の背景因子，疾患の特徴，運動機能，視覚，認知機能を評価した．路上運転評価の結果は86例（65％）が合格，36例（35％）が不合格であった．不合格群は，運動機能，視覚，認知機能に関するすべての検査で成績が不良であった．視覚的操作，運動障害の重症度，PDサブタイプ，視力，遂行機能，分配性注意の評価項目では多変量モデルにおける合格/不合格判定の独立予測因子であった（$R^2 = 0.60$）．PD患者の路上運転試験不合格は運動機能，視覚，遂行機能，視空間機能の低下に関連することが明らかになった[8]．

　PD運転者の自動車運転に関する各アウトカムの発生率とリスク因子の解明に対する検討では，PD患者は対照に比べ早期に運転を中止した（ハザード比7.09，$p < 0.001$）．ベースラインから2年目の運転中止の累積発生率はPD患者群で17.6％，対照群では3.1％であった．事故や違反が初めて発生するまでの時間については両群に有意な差はみられなかったが，PD患者群で事故件数は少なかった．PD患者の運転中止に関するベースラインの有意なリスク因子は，高齢，誰か他の人に運転してもらうことを好む，事故歴がある，他の移動手段がある，運転歴が短い，視覚認知障害，認知機能，パーキンソニズム，路上テストでの失点の多さであることが示された．PD患者では，調査開始時の姿勢の不安定さと交通違反歴に事故との関連がみられ，年齢が低いことと路上試験の失点に交通違反との関連がみられた．PD患者の運転者は対照の高齢運転者に比べて運転を中止することが多い．PD患者の運動症状と非運動症状，運転歴，ならびに運転能力についての検査がPD患者の自動車運転に関するアウトカムの予測に役立つ可能性がある[9]．

　一方，PD患者の運転能力を向上させる対策も必要である．PD患者の路上運転能力と認知機能を向上させるためのドライビングシミュレーターの効果に関する検討では，Hoehn and Yahr分類stage I，IIとIIIの12人中9人は訓練前後で合格し，訓練前に不合格であった残りの3人は訓練後全員合格した．12人すべてが訓練前後で運転能力と認知機能が向上したと報告した[10]．その他，視床下核の脳深部刺激療法（deep brain stimulation，以下DBS）を受けたPD患者は，内服のみのPD運転者と比較し運転を安全に遂行でき，DBSは運転能力向上に有用である可能性が示された[11]．

3 PD患者の運転能力に対する適正な判断基準の構築

　PD 患者の運転能力に対する適正な判断基準やガイドラインはない．上記の報告により，PD は運動障害，姿勢障害に加え，非運動症状として睡眠障害，自律神経障害などもあり，運転機能に悪影響を及ぼすことが十分に予測される疾患であるが，運転に悪影響を与える危険因子を周知し，早めに運転を中止することは社会的にも重要なことと考えられる．一方，安易な結論は患者の権利の剥奪，社会生活の幅を狭めることにもつながり，さらなる検討が必要である．

4　アルツハイマー病（AD）と運転免許

1 ADの疫学

　認知症の主な原因疾患は AD であり，世界の認知症患者の 50 〜 60% が AD である．わが国における最新の全国調査では，全国 6 カ所（新潟県上越市，茨城県利根町，愛知県大府市，島根県海士町，大分県杵築市，佐賀県伊万里市）において，65 歳以上住民約 5,000 名を対象として調査された認知症の有病率は，平均で 15.75%（12.4 〜 22.2%）であった．認知症の有病率は，2010 年に 10% 程度と予測されたときと比較し明らかに高い[12]．認知症の病型では，AD が最多で 65.8%，次いで脳血管性認知症が 17.9%，レビー小体型認知症が 4.1%，前頭側頭型認知症が 0.9% であった[12]．

2 AD患者の運転の実態

　AD では，空間の位置関係に関する理解が障害されるため，運転の最中に車の位置がわからなくなり，センターラインをはみ出したりすることがある．免許を保持する認知症患者 83 名〔病型別では AD 41 人，脳血管性認知症 20 人，前頭側頭葉変性症 (frontotemporal lobe degeneration：FTLD) 22 人〕の検討では，AD 群では 16/41 人（39％）が事故を起こし，運転行動と事故の特徴として，「行き先を忘れてしまう」「迷子運転」「駐車場で車庫入れを行う際の枠入れができない」などが認められた．医学的管理上の問題として，AD 群の 63.4 % が免許更新を試み全員が更新に成功している[13]．

　Probable AD/possible AD と健常人を対象とした路上試験行為に関する検討では，probable AD (clinical dementia rating：CDR 1) と possible AD (CDR 0.5) は，健常人と比較し運転能力が著しく低下していた．運転エラーの特徴として，不注意，自動車制御困難，判断エラー，低速度であった[14]．

3 AD患者の運転能力に対する適正な判断基準の構築

　AD 患者の運転能力に対する適正な判断基準やガイドラインはない．AD 患者が経過中に運転能力の低下が生じ，事故のリスクが増加することはすでに報告されている．AD 患者に対して，認知

症の診断のみではなく個々の運転能力の評価を行うことが重要である．しかし，実際の臨床現場で行う認知機能評価や全身重症度評価のみでは限界があり，最終的には実施運転機能評価で判断されなくてはならない．しかし，現在は AD と診断されれば，わが国では運転は許可されない．

5 非痙攣性てんかん重積状態（NCSE）

2012（平成 24）年に公表された Neurocritical Care Society ガイドラインは，従来 30 分以上の持続と規定されたてんかん重積状態の定義を改め，「臨床的あるいは電気的てんかん活動が少なくとも 5 分以上続く場合，またはてんかん活動が回復なく反復し 5 分以上続く場合」と定義した．このガイドラインはてんかん重積状態を全身痙攣重積状態（GCSE）と NCSE に分類し，さらに NCSE を複雑部分発作型 NCSE と欠神発作型 NCSE に分類した．

したがって NCSE は痙攣のないてんかん発作が 5 分以上持続する状態であり，急性あるいは慢性に新たな表現型を呈するてんかんの一状態像である[15]．てんかん学では以前から NCSE の名称は用いられてきたが，その概念と臨床像は過去約 20 年間に大きく変化した．NCSE の頻度は高く，ある程度薬物治療が可能であるにもかかわらず，ほとんどの例が見逃されてきた．NCSE が見逃される場合，死亡率は高く，遷延性昏睡を含む重篤な状態，各種臓器不全，認知症などとなりうるため，早期診断がきわめて重要である．

また，すでに交通事故や万引きなどの社会的問題を生じた事例も発生している．例えば，2012（平成 24）年の京都祇園における軽ワゴン車による 8 名死亡事故，2013（平成 25）年の東京池袋における医師運転暴走車による 5 名死傷事故である．これらの事例では，てんかん発作，特に NCSE の関与が指摘されている．NCSE は明らかなけいれん発作を欠くこと，形態的証左が通常残らないこと，医師にも十分に認識されていないことから，交通事故の原因統計上，てんかん発作に含まれていない場合が多い．NCSE は，脳血管障害，循環器疾患とともに，交通事故の重要な原因病態の一つとして認識される必要がある．

NCSE には古典的な臨床像と主に 2000 年以降に認知された新たな臨床像がある．古典的な臨床像には凝視，瞬目反復，咀嚼，嚥下，自動症，意識変容などがある．新たな臨床像には，筆者らが初めて報告・概念化した，遷延性昏睡状態，過換気後遷延性無呼吸，Klüver-Bucy 症候群，パントマイム様顔面運動，てんかん関連臓器機能障害（epilepsy-related organ dysfunction：Epi-ROD；呼吸不全，循環不全，他）のほか，急性意識障害，高次脳機能障害など多彩な臨床像がみられる．米国では，NCSE は ICU における昏睡の鑑別対象として認識されているが，わが国では主に筆者らにより神経学を踏まえた評価が続けられている．米国 Johns Hopkins 大学神経学の先生方との共同研究成果を踏まえた NCSE の臨床像を表 1 に示す[16]．

NCSE の診断上重要なことは，臨床像を説明可能な脳波異常の確認である．脳波検査は迅速に実施する必要があり，適宜，持続脳波モニタリングを行うが，できる限りビデオ脳波同時モニタリングあるいは amplitude-integrated EEG（aEEG）を施行することが望ましい．しかし，たとえ大学病院や高度医療機関であっても，夜間など必要時に脳波検査を施行できない場合は多い．そこで，

表 1　非痙攣性てんかん重積状態（NCSE）の臨床像（文献 16 より引用，一部改変）

古典的臨床像
- 複雑部分発作型：凝視，瞬目反復，咀嚼，嚥下，自動症，意識変容
- 単純部分発作型：心窩部不快感，鉤回発作，幻聴，運動発作，感覚異常，視覚発作など

新たな臨床像
- 意識障害
  - 急性意識障害：昏睡，意識変容，意識レベル変動
  - 遷延性意識障害：昏睡，意識レベル変動
  - 反復性意識消失発作
- 一過性神経発作（TNA）：回転性めまい，ふらつき，頭痛を含む
- 高次脳機能障害：Wernicke 失語，Broca 失語，Klüver-Bucy 症候群，健忘，無関心
  - 作話，幻覚様妄想，譫妄，身体図式障害，無視，幻聴，幻視，皮質盲
- 認知障害・精神症状
  - 認知症（急性認知症を含む），異常行動・言動（笑い重積状態を含む）
- 自動症：舌舐めずり，鼻ぬぐい，パントマイム様顔面運動
- 眼球運動：共同偏倚，眼振
- ミオクローヌス（顔面，四肢）：発作間欠期の小さなミオクローヌス
- 自律神経障害：消化器系，心血管系，ほか
- 急性臓器機能障害（てんかん関連臓器機能障害＝Epi-ROD）
- 急性無呼吸・呼吸停止：過換気後遷延性無呼吸を含む
- 急性心停止，他臓器の急性機能障害・機能不全
- 突然死：てんかん患者の突然死（SUDEP）を含む

注：原因不明，挿話的，変動性，反復性の神経症候の鑑別に NCSE を含める．
　　原因不明の急性臓器機能障害では，明らかなけいれん発作がなくともてんかん重積状態（けいれん性，非けいれん性）を鑑別する．

　迅速脳波モニタリングを可能とするために，最近われわれは関係学会委員会として新たな脳波電極とヘッドセットを開発した[17]．この結果，脳波検査，持続脳波モニタリング検査の適応病態は大幅に拡大し，急性昏睡状態のみならず，さまざまな神経症候，非神経症候（急性心停止，無呼吸，他）に対して時間と場所を問わずに，迅速かつ容易に ER，外来から一般病棟，general ICU，neuro-ICU までの連続的なリアルタイム脳波モニタリング施行，循環・呼吸・脳機能同時迅速モニタリング施行が可能となった．
　われわれは，1994（平成 6）年の段階ですでに，脳ドックにおける認知症やてんかん発作などの脳血管障害以外の疾患・病態のスクリーニングの必要性を強調しているが，いまだに実現していない[18]．現在，運転者の体調不良に起因する交通事故の原因疾患・病態は，脳血管障害，認知症，て

んかん発作が最も多いと考えられ，健康診断，人間ドック，脳ドックにおける認知症やてんかん発作のスクリーニングは喫緊の課題である．われわれは，すでに認知障害のスクリーニングに加えて，上述のヘッドセットと迅速脳波モニタリングを用いたてんかん発作のスクリーニングに着手している[17]．

医師の責任と役割

　神経変性疾患において「病気の症状」を示す診断書作成には，正確性と信頼性が担保されなければならない．自動車運転は便利な移動手段であるだけにとどまらず，生活の質を向上させる手段でもある．診断によっては，生活の質に直結する権利を剥奪することにつながる．しかし，神経変性疾患を有する患者の運転免許の取得や更新時に適性を評価するためのガイドラインが存在しない中，神経内科専門医だけではなくかかりつけ医などが「病気の症状」を診断することをためらうことも少なくないだろう．医師は，運転免許に係る行政処分の責任は，道交法上，公安委員会にあると明記されていることをよく認識したうえで，積極的に診断すべきであろう．

おわりに

　今後，免許を持つ神経変性疾患の患者は増加していくことが予想される．各専門領域，行政，医療，保健福祉の垣根を超えた連携，対策の構築が重要であり，それに加え，神経変性疾患患者の運転適性を判断するための包括的運転評価の方法を見出すことが早急な課題である．

1) 警察庁ホームページ：運転免許統計 運転免許保有者数の年別推移. https://www.npa.go.jp/toukei/menkyo/index.
2) Jacobs M, et al：Driving with a neurodegenerative disorder：an overview of the current literature. *J Neurol* 264：1678-1696, 2017
3) Aksan N, et al：Cognitive functioning differentially predicts different dimensions of older drivers' on-road safety. *Accid Anal Prev* 75：236-244, 2015
4) Meindorfner C, et al：Driving in Parkinson's disease：mobility, accidents, and sudden onset of sleep at the wheel. *Mov Disord* 20：832-842, 2005
5) Dubinsky RM, et al：Driving in Parkinson's disease. *Neurology* 41：517-520, 1991
6) 高島千敬・他：パーキンソン病患者における自動車運転の実態調査. 総合リハ 35：183-188, 2007
7) Classen S, et al：Driving errors in Parkinson's disease：moving closer to predicting on-road outcomes. *Am J Occup Ther* 68：77-85, 2014
8) Devos H, et al：Driving and off-road impairments underlying failure on road testing in Parkinson's disease. *Mov Disord* 28：1949-1956, 2013

9) Uc EY, et al：Real-life driving outcomes in Parkinson disease. *Neurology* **76**：1894-1902, 2011
10) Devos H, et al：Use of a driving simulator to improve on-road driving performance and cognition in persons with Parkinson's disease：a pilot study. *Aust Occup Ther J* **63**：408-414, 2016
11) Buhmann C, et al：Could deep brain stimulation help with driving for patients with Parkinson's? *Expert Rev Med Devices* **11**：427-429, 2014
12) 朝田　隆：厚生労働科学研究費補助金　認知症対策総合研究事業　認知症の実態把握に向けた総合的研究．平成21年度～平成22年度総合研究報告書, 2011
13) 上村直人・他：認知症患者の自動車運転の実態と医師の役割．精神科　**11**：43-49, 2007
14) Stein AC, et al：Driving simulator performance in patients with possible and probable Alzheimer's disease. *Ann Adv Automot Med* **55**：325-334, 2011
15) 井上有史・他：鼎談　NCSE. *BRAIN and NERVE* **67**：545-552, 2015
16) Nagayama M, et al：Novel clinical features of nonconvulsive status epilepticus. *F1000 Research* 2017 (F1000 Faculty Rev)：1690
17) 永山正雄：神経集中治療における脳波モニタリング．神経内科　**85**：356-364, 2016
18) 永山正雄・他：脳ドックにおける問診と一般臨床検査．臨床成人病　**24**：1329-1332, 1994

6 高次脳機能障害

1 「高次脳機能障害」は行政用語

　厚生労働省が定義する診療報酬上の「高次脳機能障害」は，表1にあるように「MRI，CT，脳波などにより確認されている脳の器質的病変」に基づく「記憶障害，注意障害，遂行機能障害，社会的行動障害」を指し，しかも「先天性疾患，周産期における脳損傷，発達障害，進行性疾患を原因とする者は除外」されている．すなわち，原因疾患が，主に脳卒中，脳外傷，低酸素脳症，脳腫瘍，脳炎などの器質的病変を指す場合のみである．

1) 記憶障害は，昨日のことを覚えていないなどのエピソードの記憶の障害を指している．高次脳機能障害の中でも頻度の高い障害である．
2) 注意障害は，飽きやすい，長く仕事をするとミスが出るなどの，一定時間，物事に集中することができなくなる持続性注意の障害，雑踏の中で特定の人と話ができないなどの，複数の物事から一つを抽出し集中することが困難となる選択性注意の障害，話題が変わるとついていけないなどの他の物事に注意を切り替えることが困難となる転換性注意の障害などがある．
3) 遂行機能障害とは，目的を持った一連の活動，例えば料理などの家事動作を，自ら効果的に行う認知機能が困難となる障害である．すなわち，①心の中で目標を決め，②手順を考え（計画＝段取り），③そのための複数の方法から取捨選択をし，④実施し（決断），⑤その結果を確認する（フィードバック）能力のすべてをいう．
4) 社会的行動障害として，厚生労働省は，①意欲・発動性の低下，②情動コントロールの障害，③対人関係の障害，④依存的行動，⑤固執を例示している[1]．こうした社会的行動障害は，脳損傷がなくても十分に起きうる症状である．疾患や外傷によって社会的環境が変わり，身体障害すら生じてしまうと，当然の反応として意欲は低下し，感情をコントロールすることも困難な場合があるが，このような環境の変化や心因性要素に起因する場合は，高次脳機能障害の範疇には入らない．

　診療報酬上は，脳卒中や脳外傷後の後天性脳損傷後にこれらの症状を呈したときに，「高次脳機能障害」として算定することができる．

2 脳損傷後，多彩な高次脳機能障害が表出

　表1の4症状のうち，注意障害，遂行機能障害，社会的行動障害は，左右の前頭葉の損傷でみられやすい．臨床上は，さらに前頭葉後方領域（側頭葉，頭頂葉，後頭葉）の損傷事例も多く，この

表1　高次脳機能障害の診断基準(厚生労働省)（文献1より引用，筆者改変）

I．主要症状等	1. 脳の器質的病変の原因となる事故による受傷や疾病の発症の事実が確認されている． 2. 現在，日常生活または社会生活に制約があり，その主たる原因が**記憶障害，注意障害，遂行機能障害，社会的行動障害**などの認知障害である．
II．検査所見	MRI，CT，脳波などにより認知障害の原因と考えられる脳の**器質的病変**の存在が確認されているか，あるいは診断書により脳の器質的病変が存在したと確認できる．
III．除外項目	1. 脳の器質的病変に基づく認知障害のうち，身体障害として認定可能である症状を有するが上記主要症状（I−2）を欠く者は除外する． 2. 診断にあたり，受傷または発症以前から有する症状と検査所見は除外する． 3. **先天性疾患，周産期における脳損傷，発達障害，進行性疾患を原因とする者は除外する．**
IV．診断	1. I～IIIをすべて満たした場合に高次脳機能障害と診断する． 2. 高次脳機能障害の診断は脳の器質的病変の原因となった外傷や疾病の急性期症状を脱した後において行う． 3. 神経心理学的検査の所見を参考にすることができる．

場合，左右別に以下の認知障害がみられる．行政用語としてではなく，学術的な「高次脳機能障害」である．図1に左右の大脳半球別に，臨床現場で遭遇しやすい高次脳機能障害を簡略にまとめた．

1　主に左側の側頭葉から頭頂葉の損傷でみられやすい高次脳機能障害

①失語症：「話す，聞く，読む，書く」ことの障害．各失語症者は，これらの症状がさまざまな難易度を持ってあらわれ，タイプ分けされる．運動性失語（ブローカ失語）は，運動野に近接する下前頭回の損傷によることから，片麻痺を合併しやすい．一方，感覚性失語は上側頭回後方部が主に損傷を受けるので，麻痺を呈さない場合も多い．後者は，前者に比し，自己の障害に気づきにくい．

②失行症：歯磨きの手順がわからない，髪のとかし方がわからないなど一つの行為の仕方がわからなくなる障害．行為の手順そのものが喪失している病態を観念失行，手順は保存されているが，意図的な行為（模倣や言語命令による行為）が困難な病態を観念運動失行という．

③失算：数字の概念の喪失，あるいは計算など数字の操作能力の喪失を指す．「3」の意味，病室の番号の意味がわからない，数字の意味はわかるが計算が困難な例などがある．

2　主に右側の側頭葉から頭頂葉の損傷でみられやすい高次脳機能障害

①左半側空間無視：左側に対し注意が向きにくい障害．車いすを駆動していても，左側の人に気づきにくい．一方，視路の損傷による左同名半盲では，左視野が見えないが，視野欠損を自覚して

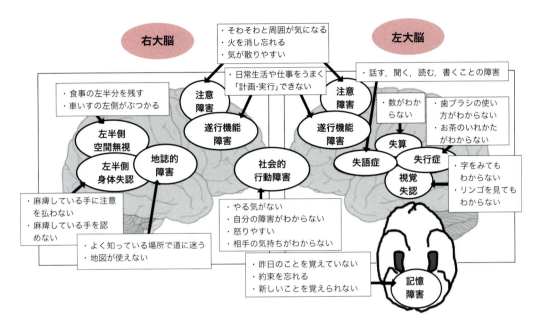

図1　主な高次脳機能障害と左右の大脳半球上の対応部位

いるので，頭部を左に向けて見ようとする行動がみられる．重度の左半側空間無視例は，重度の左片麻痺，感覚障害を伴いやすい．

　②地誌的障害：自己の地理的位置がわからない障害．地誌的障害には，熟知した街並みを見てわからない街並失認と，熟知した街並みはわかるが位置関係がわからない，道順障害が区別されている．

　③着衣失行：服の左右，裏表の位置感覚がわからない障害．

　④左半側身体失認：麻痺している左上下肢に注意が向きにくい障害．麻痺していても麻痺を認めない，麻痺上肢を下敷きにして寝ているなどの症状を呈することがある．

3　海馬の損傷でみられやすい高次脳機能障害

　海馬は左右の側頭葉の内側に位置する，脆弱性の高い組織の一つである．したがって，前述のように記憶障害の発生頻度は高い．

　①エピソード記憶の障害：朝食内容を覚えていないなどの過去の出来事の記憶障害．

　②展望記憶の障害：決まった時刻に待ち合わせができないなどの未来の予定が想起されない障害．前頭葉の損傷でもみられる．

4　後頭葉から頭頂葉の損傷でみられやすい高次脳機能障害

　①視覚失認：視覚情報は後頭葉から頭頂葉への情報伝達で認知される．この過程で，物体の「形態」が知覚されないレベルの障害を，統覚型視覚失認という．この場合，文字や形を模写する

ことができない．両側の後頭葉もしくは右優位の後頭葉損傷で発現するとの報告が多い．一方，形態の認知は可能で模写もできるが，その「意味」が理解できない障害を，連合型視覚失認という．この場合，提示された物品の名称も用途も言うことができない．病巣は両側後頭側頭葉とする報告が多い．

②バリント症候群：バリント症候群は，精神性注視麻痺，視覚性注意障害，視覚性失調からなる．精神性注視麻痺は，精神的にある対象に興味があっても，注視することができない症候をいう．一方，視覚性注意障害は，視覚的に複数の対象が入力されても，1対象しか認知できない．視覚性失調は視覚対象に手を伸ばすことができない症候をいう．

3 自動車運転に必須な主な高次脳機能は注意機能，遂行機能，視空間認知機能

Michon[2]は，運転における認知機能に関し，3つの階層構造を提案した（図2, 表2）．すなわち，運転の全体を統括する認知レベル（どこに，どのような道順で，いつ出発し，いつ頃到着するのか，天候や渋滞の影響を考えた場合の運転の計画および変更など＝strategical level），次いで，運転中に行う安全性に配慮する認知レベル(走行場所や障害物に合わせたスピードや車間距離の調整など＝tactical level)，そして，基本的な運転技術に関する認知レベル（アクセル，ブレーキ，ハンドリングなどの操作＝operational level）である．

以上の自動車運転に関わる認知機能の局在を図1に照らしてみると，まず，両側前頭葉に注意機能，遂行機能，展望性記憶（予定を記憶し適切な時期に思い起こす能力），感情のコントロールの主座がある．さらに，右頭頂葉に視空間認知の主座がある．また，左頭頂葉にアクセルやブレーキなどの操作手順を司る機能がある．

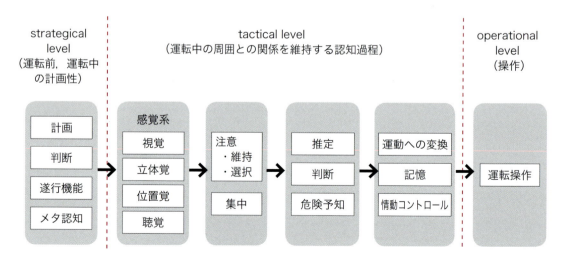

図2　運転に関する概念的モデル（文献2より引用，筆者改変）

表2 自動車運転の概念的モデルと対応する認知機能（文献2より引用，筆者改変）

	概念	具体的行為	対応する認知機能
the strategical level	運転前の運転行為全体の計画を行う，運転中の計画の変更を行う認知過程	目的地と最善の経路，時間の選定，危険の予測と回避	遂行機能（計画と実行），自己の能力の認識
the tactical level	運転中の，車と周囲との関係をコントロールする認知過程	他の自動車との車間距離の維持，スピード調節，人や障害物の回避	注意機能，遂行機能，視覚走査能力，時間推定能力，視空間認知機能，視覚・運動変換能力，情報処理速度，情動のコントロール
the operational level	運転中の，自動車を操作する認知過程	ブレーキ，アクセル，ハンドルを操作し，一定のスピードを維持し走行レーンを運転操作する	注意機能，運動感覚機能，操作知識，視覚・運動変換能力

表3 運転能力に関する高次脳機能のスクリーニング項目（文献3より引用，筆者改変）

①	視覚情報処理（視覚性認知および処理，視覚探索）
②	視空間認知
③	短期記憶，長期記憶，ワーキングメモリー
④	選択性および転換性注意
⑤	遂行機能（計画性，判断）
⑥	言語
⑦	注意持続性

　米国医学会のガイドライン[3]は，安全な自動車運転を実現するためには，①視覚（視力および視野），②認知，③運動・感覚の3要素が必要であると述べ，認知に関し，表3の項目を挙げている．筆者ら[4]は，ドライビングシミュレーター運転中の脳血流動態を機能的近赤外分光法によって測定し，運転中は，両側前頭葉（特に右前頭葉）を中心とし，さらに両側頭頂葉（特に右頭頂葉）が活動することを確認した．すなわち，安全な自動車運転は，左右大脳半球の広範な高次脳機能を要する．

自動車運転再開に向けた支援の手順（当院の例）

　当院では，脳損傷後に運転能力評価を行う場合，図3の手順で行っている．すなわち，まず，安全運転のための必要条件（医学的に安定，日常生活の自立，障害の理解，代償方法を習得，感情面の安定）が備わっていることを確認し，次いで，脳MRI所見から，左右の大脳半球，特に両側前頭葉，右頭頂葉に損傷があっても，限局し小病変であることを確認する．広く大脳皮質が損傷されている例では運転はできない．次いで，神経心理学的検査を行い，基準値を概ね下回っていないことを確認する．そして，以上の条件が満たされた場合に，教習所にて実車運転能力の評価を依頼する．これらを通して，運転能力の適否を評価している．

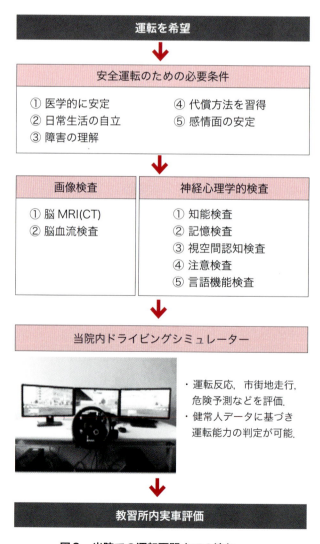

図3　当院での運転再開までの流れ

Ⅱ-6 高次脳機能障害

5 運転が可能な高次脳機能障害者の安全運転のための配慮

　一般に高次脳機能障害者が新たに就労, 就学などの作業に取り組む場合, 個人個人の障害に見合った環境調整 (静かな環境での作業, 単純作業, 作業時間の短縮など) などの工夫が必要となる. 自動車運転再開にあたっても同様であり, 配慮すべき注意点を列挙する.

- あらかじめ運転前にルートを確認する. ルートはシンプルなものにする. 運転の全行程は, 迷うことのない, 明確, 単純で, 渋滞などの妨害刺激の少ないルート, 時間帯をあらかじめ選択しておく.
- 運転前に, 体調がよいことを確認する. 睡眠不足や疲労感があれば中止する. 運転時間は短くする. こまめに休養をとる. 高次脳機能障害者の中には, 精神的作業に対し耐久性が低く, 易疲労性を有する例がある. 前日の疲労が残っている場合は, 注意障害, 遂行機能障害が現れやすいので中止する.
- 夜間や天候不良時は運転しない.
- 運転中は話をしない. ラジオなどを聞かない. 同時に複数の課題をこなす二重課題は, 注意の配分を要し, 前頭前野を含む大脳に負荷をかける結果となる. Just ら[5]は, 機能的MRIを用いて, 運転をしながら, 話しかけられた内容が正しいか誤りかを判断する課題を行ったところ, 空間認知に関わる頭頂葉の活動が37%低下したと報告した.
- 速度を上げない. 一般に, 作業負荷には, 難易度を上げる場合 (質的負荷) と速度を上げる場合 (量的負荷) がある. いずれも注意集中力およびさらなる作業能力を要し, 前頭前野をはじめ大脳にとって負担となる. したがって, 脳損傷が背景にある場合, 速度を上げることは, 事故に結びつきやすくなる. また, 動体視力は一般に静止視力よりも低下することも, 速度を上げ過ぎないことの理由の一つである.
- 運転時間を短めにする. 頻回に休憩をとる.
- 助手席に同乗者を置く. 運転能力や疲労を客観的に感知し, 随時アドバイスを行う.

 文献

1) 厚生労働省社会・援護局障害保健福祉部・他:高次脳機能障害者支援の手引き 改訂第2版, 2009
2) Michon JA:A critical view of driver behavior models:What do we know, what should we do? In:Evans L, et al (eds):Human behavior and traffic safety. Plenum Press, pp485-520, 1985
3) The American Medical Association:Physician's Guide to Assessing and Counseling Older Drivers. https://www.nhtsa.gov/people/injury/olddrive/OlderDriversBook/pages/Contents.html
4) 渡邉　修・他:脳損傷者の自動車運転中の脳血流動態―機能的近赤外分光法による計測―. 日本職業・災害医学会誌　59:238-243, 2011
5) Just MA, et al:A decrease in brain activation associated with driving when listening to someone speak. *Brain Res*　**1205**:70-80, 2008

7 切断・運動器障害

1 はじめに

　切断や運動器障害後の自動車運転再開は，生活の自立や社会や仕事へ復帰することを可能にするための重要な課題である．変形性膝関節症や変形性股関節症などの運動器疾患の術後では，日常生活に大きな支障がなければ運転を再開していることが多い．ただし，わが国では運転再開時期に関する統一された報告はなく，臨床現場では患者から意見を求められ困惑することがある．下肢切断者の場合，通常，左下肢切断者はオートマチック車ならば切断に関連した運転困難を生じない．しかし，右下肢切断者は運転能力に影響を及ぼすことは容易に想像がつく．また，切断者や運動器障害者では，夜間痛による睡眠障害での運転中の眠気や消炎鎮痛薬や筋弛緩薬による眠気も安全運転に支障を及ぼすことも考慮すべきである．

　切断者や運動器障害者の運転能力に関してもわが国では総論的な報告はなく，専門的に許可や中止を勧告できるエビデンスを持ったものはない．海外の報告を見ても，いつ運転を再開してよいか，どんな改造が必要か，どちらの下肢でペダル操作をすべきか，どんな機能があれば安全に運転できるかなど統一した報告はない．したがって，本稿ではエビデンスとして確立したものではないが，切断者，運動器障害者の自動車運転再開に関して参考になる事項を中心に，わが国の報告や海外の最近のレビューに基づいて紹介する．

2 切　断

　切断者の運転に対する法律上の規定に関しては，道路交通法（以下，道交法）施行令第33条の2の3に免許の「拒否又は保留の事由となる病気等」が記載されており，「自動車等の安全な運転に必要な認知，予測，判断又は操作のいずれかの能力を欠くおそれがある症状」に該当する可能性がある．つまり，切断者の認知機能が正常であれば，「操作」能力が保持されているかが重要となる．また，大前提となる事項は，免許取得・更新時に公安委員会で実施する自動車等の運転に必要な適性についての免許試験（適性試験）の基準を満たすかどうかである．

　道交法施行規則第23条によると，普通免許であれば視力，色彩識別能力，聴力，運動能力から規定されている（Ⅰ-2「診断書記載について」，表1，10頁参照）．切断者では運動能力が基準を満たすことの確認が必要だが，四肢の機能が全廃でなく座席に腰かけることができ，運転補助装置を用いてでも操作能力があれば運転可能である．例えば両下肢切断や両股関節離断で座位バランス低下があっても，体幹パッドや座位保持装置の使用，シートベルトの追加にて運転座席に座ることができれば，運転再開は可能である．また，四肢が全て欠損していなければ，国内でも三肢切断者

(両大腿切断,右前腕切断)[1]や先天性三肢欠損者(両大腿,左上腕)[2]の運転に関する報告がある.一上肢残存者では,高額ではあるがジョイスティックレバー操作で運転できる自動車も検討することができる.

1 上肢切断

　Fernandezら[3]の報告では,236名の片側上肢もしくは下肢切断者において,運転再開は下肢より上肢切断者に有意に多く,自動車の改造は上肢切断で頻度が高かった.また,切断原因,切断側,義手使用の有無による運転再開への影響や,上肢切断レベルによる運転能力への影響はなかった.スロベニアの1施設の調査で,過去5年間の上肢切断患者のうち,30名が運転評価をしており,平均2個(0〜4個)の運転補助装置が必要であった[4].補助装置の数と切断時の年齢,切断レベル,教育歴,幻肢痛の重症度に相関はなかった.さらに,義手の種類も補助装置の数に影響せず,多くの患者は少なくとも1個の補助装置が安全運転には必要であると報告した.

　わが国において,両上肢切断の報告[5〜7]がいくつかあるが,断端部で直接または運転用義手を装着してステアリング操作や手動アクセル・ブレーキ操作をする必要性が生じるため,市販の操舵補助装置の改良や義手の継手などの改造,アタッチメントの作製などで固定性・操作性を高める必要がある(図1,図2).運転補助装置は安全性を十分考慮し選択する必要がある.

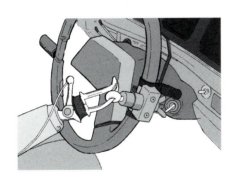

図1　リング式操舵補助装置の使用例

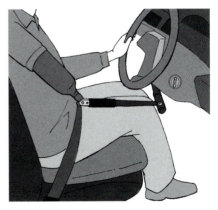

図2　手動運転装置の使用例
先端に義手を入れる穴あり.

2 下肢切断

　下肢切断の70〜80%が運転を再開するという報告がある[8)9)]．女性，60歳以上，右下肢切断，切断前の運転が低頻度の場合は運転を再開しない傾向にあり[9)]，切断レベルや切断原因は関連がないとの報告がある[3)]．海外では義足でペダル操作をすることもあり，改造なしで運転を再開する者も多く，改造に関する明確な基準はない[8)9)]．切断6カ月前に運転をしていた90名の下肢切断者のマレーシアでの調査[10)]では，45.6%が運転を再開し，運転再開者は男性，義足装着者に有意に多く，切断レベルでは差がなかった．また，両下肢切断3名を含む右下肢切断者18名において，右下肢（義足）でのペダル操作はアクセルペダル9名，ブレーキペダル6名と義足での操作は決して少なくなかった．自動車とバイクに関して切断側の違いで運転再開率に差はなかった．

　Meikleら[11)]は，右下腿切断者10名で，右側アクセルペダルの車にて①アクセル・ブレーキともに義足で操作，②アクセルは義足，ブレーキは左下肢で操作，③アクセル・ブレーキともに左下肢で操作，左側アクセルペダルの車で④アクセル・ブレーキともに左下肢で操作，の4条件でブレーキ反応時間を検討した．その結果，条件②で他の3条件と比べ反応時間が有意に遅く，条件③が他の3条件と比べ有意に速かった．あくまで右下腿切断であるが，必ずしも左側アクセルペダルへの改造は必要なく，両下肢での操作は勧めず，義足であっても慣れた右下肢での操作のほうが大きな問題とならない可能性がある．ただしわが国では，報告で示されていることが必ずしも現状とは一致していない可能性があり，今後調査が必要であろう．

3 運動器障害

　上肢と下肢の整形外科術後や外傷後の運転再開の時期に関する最近のシステマティックレビューを紹介する[12)]．ブレーキ反応時間，ドライビングシミュレーター，標準的運転コースなどの測定結果から検討している研究が34文献で，患者調査データからの検討が14文献であった．上肢の不動に関しては，ドライビングシミュレーターや患者調査データから，肘より近位・遠位のキャスト，肩スリングの不動により運転能力への障害を認めた．上肢術後の運転評価には患者調査からのデータが有用であり，腱板修復後は術後同日〜4カ月（平均2カ月），鏡視下肩峰下除圧術では術後平均1カ月で運転を再開していた．左右の肩関節全置換術は39%が術後1カ月以内，94%がおよそ1〜3カ月後に運転を再開していた．手根管手術は術後平均9日で運転を再開していた．下肢に関しては，ブレーキ反応時間などの運転測定値は右人工股関節全置換術（total hip arthroplasty，以下THA）と右人工膝関節全置換術（total knee arthroplasty，以下TKA）後，前十字靱帯（anterior cruciate ligament，以下ACL）術後は約4週後，左下肢は約1週後に術前レベルに達していた．また，右中足骨骨切り術後は6週，足関節骨折術後は9週，右脛骨高原骨折術後などは18週で術前レベルにもどるという報告だが，不動による変形のある患者にとって運転再開は安全ではない可能性がある．ステッピングテストやスタンディングテストはTKAやACL再建，他の膝関節鏡手術後のブレーキ反応時間と相関を認めたが，これらのテストは単純で低コストであり運転の助言に役立つ

と考えられ，今後，他の手術後にも応用できるか研究が求められている．患者調査データからは，右・左の TKA 後は半数が 1 カ月，THA は 6 日〜3 カ月の間に運転を再開していた．表 1 に下肢の整形外科術後の運転再開の時期などの報告に関して，その他の手術も含め示す．

表 1　下肢の整形外科術後の運転再開の時期（文献 12 より引用，筆者一部改変）

	ブレーキ反応時間など測定項目の正常化	患者調査データからの運転再開時期
右足関節骨折手術	術後 9 週 キャスト除去後 1〜2 週	
右中足骨骨切り術	術後 6 週	
第 5 中足骨剥離骨折		歩行靴治療後 6 週 短下肢キャスト治療後 12 週
右大腿骨・脛骨骨幹部骨折手術	術後 12 週 荷重開始後 6 週	
右関節内骨折手術 （脛骨高原骨折・天蓋骨折，踵骨骨折，寛骨臼骨折）	術後 18 週 荷重開始後 6 週	
ACL 再建術	右：術後 4〜6 週 左：術後 2 週 →ステッピングテストや起立テストが運転能力の測定値と相関あり	
膝関節鏡手術 　右半月板部分切除術 　軟骨形成術 　診断的関節鏡検査	術後 1 週 →ステッピングテストや起立テストとブレーキ反応時間に相関あり	術後 1 日〜3 週
TKA	右：通常は術後 4 週（術後 2〜8 週） →ステップテストが全ブレーキ時間の最大の予測因子 左：術後 0〜3 週	右：48％ の患者が術後 1 カ月以内 左：57％ の患者が術後 1 カ月以内 左右差のない報告：術後 1 カ月以内に 25％，1〜3 カ月で 71％ 追加
THA	右：通常は術後 4 週（術後 2〜8 週） 左：術後 1 週以降（〜8 週）	最も早い報告で術後 6 日 遅い報告で術後 3 カ月
アキレス腱修復術		術後平均 49 日 →全荷重の時期と相関あり

1 上　肢

　海外では健常者において，スプリントやキャストを装着して，運転能力を評価した報告がある．Chong ら[13]は，警察官30名の運転訓練として，上腕と前腕のスプリントを左右どちらかに装着しコースを運転した結果，すべてのスプリントで運転能力は低下した．そのうち，左上腕スプリントが他と比較して有意に能力が低下した．上肢の不動と運転に関するレビュー[14]でも，他の2つの論文で左上腕のスプリントを用いたときに運転能力が低く，左上腕スプリントでの運転再開は推奨されなかった．Jones ら[15]は，20名の健常者に対して前腕の4種類の異なるスプリント（母指固定あり or 母指フリー）やキャスト（母指固定あり or 母指フリー）を各前腕に装着し，運転コースでの運転能力を測定した．右も左も各母指を固定するキャストにおいて制御不足などの失敗数が多く，困難さも自覚していた．母指フリーの左前腕スプリントのみ困難さは対照群と有意差がなかった．前腕のキャストやスプリント使用時の運転は慎重にすべきだが，母指固定のあるキャストでは運転は推奨されなかった．

　Gholson ら[16]は，腱板修復術後の運転再開に関して，術後同日から4カ月の範囲，およそ1～3カ月後に再開していたと述べた．また，自覚的な筋力低下や疼痛が安全な運転や操作の困難感との相関を示すと報告しており，自覚的な問題も運転再開の一つの指標になる可能性を示した．わが国では大型自動車運転従事者における腱板損傷の特徴の報告[17]があり，運転席の位置が高いため乗降の際に肩関節外転・挙上位が強制され，受傷しやすいと考えられる．復帰までの平均期間は67.2日で，左肩の場合はシフトレバー操作が必要となり，右肩に比べ復帰が遅い傾向がみられた．また，疼痛が軽度でも乗車の際に肩の挙上が必要，荷物の積み下ろしが必要などの理由により就労が困難となることが多く，作業の見直しなども重要である．

2 下　肢

　THAとTKA後の運転再開の時期に関しては，いつから運転再開するのが安全かの合意は得られていない．最近のメタアナリシス[18]では，19の研究が採用され，全ブレーキ反応時間(TBRT)は術前と比較しTHAは術後2週，TKAは術後4週で術前レベルにもどると考えられ，運転再開時の助言として利用できる可能性が示された．また，実際の患者調査データの結果からは，術後4週での運転再開者は25%以下であり，6～8週未満で8割程度，3カ月でほとんどの患者が運転を再開しており，これらのデータも参考にできる．わが国の報告ではTHA術後2週でのブレーキ反応時間は，術前レベルと同等かそれ以上に改善していた[19]．ただし，実際のTHA後の活動調査からは，術前に自動車を運転していた21名中，術後20名が運転を再開していたが，1カ月以内が13例，3カ月以内が3例，6カ月以内が3例，1年以上が1例と，海外より遅い傾向の報告[20]があり，実際の運転再開時期は慎重になる者が多いと考えられる．個々の症状に応じた運転再開時期決定が必要であろう．

おわりに

　切断者・運動器障害者の運転再開に関して海外のレビューなどを中心に解説した．この分野の運転再開に関してはエビデンスが不足しており，本稿がわが国において運転再開時期に関しての一助になることを期待する．

1) 中村春基・他：三肢切断者のための自動車運転用操舵補助装置の開発．日本義肢装具研究会会報 **19**：33-40, 1981
2) 飯島　浩・他：自動車運転自立への運転システムの工夫―先天性形成不全(三肢欠損)の方と先天性多発性関節拘縮症の方に対する支援．リハビリテーション研究紀要 **17**：47-49, 2007
3) Fernandez A, et al：Performance of persons with juvenile-onset amputation in driving motor vehicles. *Arch Phys Med Rehabil* **81**：288-291, 2000
4) Burger H, et al：Driving ability following upper limb amputation. *Prosth Orthot Int* **37**：391-395, 2013
5) 松村豊子・他：両上腕切断の義手による自動車運転．作業療法 **8**：121-125, 1989
6) 松尾彰久・他：両上腕切断者の自動車運転．義装会誌 **15**：321-323, 1999
7) 吉村　理・他：両上肢切断の車運転．義装会誌 **12**：350-351, 1996
8) Kegel B, et al：Functional capabilities of lower extremity amputees. *Arch Phys Med Rehabil* **59**：109-120, 1978
9) Boulias C, et al：Return to driving after lower-extremity amputation. *Arch Phys Med Rehabil* **87**：1183-1188, 2006
10) Engkasan JP, et al：Ability to return to driving after major lower limb amputation. *J Rehab Med* **44**：19-23, 2012
11) Meikle B, et al：Driving pedal reaction times after right transtibial amputations. *Arch Phys Med Rehabil* **87**：390-394, 2006
12) DiSilvestro KJ, et al：When can I drive after orthopaedic surgery? a systematic review. *Clin Orthop* **474**：2557-2570, 2016
13) Chong PY, et al：Driving with an arm immobilized in a splint：a randomized higher-order crossover trial. *J Bone Joint Surg Am* **92**：2263-2269, 2010
14) Sandvall BK, et al：Driving with upper extremity immobilization：a comprehensive review. *J Hand Surg Am* **40**：1042-1047, 2015
15) Jones EM, et al：The effects of below-elbow immobilization on driving performance. *Injury* **48**：327-331, 2017
16) Gholson JJ, et al：Return to driving after arthroscopic rotator cuff repair：patient-reported safety and maneuverability. *J Surg Orthop Adv* **24**：125-129, 2015
17) 山川　潤・他：大型自動車運転従事者における腱板損傷の特徴と治療法の検討．日職災医会誌 **62**：101-103, 2014
18) van der Velden CA, et al：When is it safe to resume driving after total hip and total knee arthroplasty? a meta-analysis of literature on post-operative brake reaction times. *Bone Joint J* **99**-B：566-576, 2017
19) 渡邊逸平・他：人工股関節全置換術後の自動車の運転について　ブレーキ動作からの検討．みんなの理学療法 **27**：36-38, 2015
20) 梶原　健・他：人工股関節全置換術後の活動調査．東北理学療法学 **17**：22-26, 2005

8 変形性頸髄症

1 変形性頸髄症の基礎知識

1 変形性頸椎症，変形性頸髄症とは

　加齢や過剰負荷に伴う頸椎椎間板の変性・狭小化，椎体からの骨棘形成，椎間関節の変性，頸椎柱の異常配列，前・後縦靱帯または黄色靱帯の肥厚などに起因して肩こり，頸部〜背部痛，肩〜上肢痛が生じた状態を変形性頸椎症という．長年月の間に変形性頸椎症が進行して，頸髄神経根や頸髄が圧迫される，頸髄栄養血管の血流が阻害されるなどで，四肢に痛み・しびれや感覚障害，筋力低下，腱反射異常などが生じると変形性頸髄症という．変形性頸髄症の主病変が神経根圧迫であれば頸椎症性神経根症，頸髄圧迫であれば頸椎症性脊髄症・頸髄症と称され，中高年者の中位〜下位頸椎（第5〜7頸椎）に好発し，女性に比べて男性に2倍も多く発症する．

　変形性頸椎症の発症頻度は一般人口の10％以上とされているが，2012（平成24）年に日本整形外科学会が整形外科外来に新患患者として来院した約86,000人を調べたところ，全患者の約4.7％が変形性頸椎症と少なかった．しかし，骨・関節・筋肉疾患を原因として高齢者が身体機能低下をきたすロコモティブシンドロームの原因としての変形性頸椎症の発症頻度は変形性腰椎症，変形性膝関節症に次いで3番目に位置していた．

　腰椎椎間板ヘルニアや変形性膝関節症では患者の約10％が手術療法を受けているが，変形性頸椎症では手術を受けた患者は2012（平成24）年の調査で4.5％と少ない[1]．同様の傾向はリハビリ患者についてもみられ，2016（平成28）年に原宿リハビリテーション病院に入院した患者の中で，約35％の骨関節疾患患者114人のうち変形性頸髄症の術後患者は5人（4.4％）であり，変形性頸髄症では手術療法の適応となる患者が少ないと推定できる．しかし，5人の平均年齢は80.8歳と高く，多くは独歩不能となっていた．手術後に屋外を杖で独歩できないような重症な変形性頸髄症患者には，自動車の構造改良を行っても運転再開を見込めなくなることが多いので，神経症状の増悪傾向をみながらタイミングよく手術をすることが望まれている[2]．

　変形性頸髄症では運転再開が見込めなくなるほど重症例になることは少ないが，軽症例についても上下肢の感覚脱出・筋力低下，自律神経症状，錐体路障害，手指の巧緻運動機能低下など，運転に関連するリスクを詳細に調べて，治療や自動車の構造改良で運転が見込めるか否かの検討を必要とする例が多い．

2 変形性頸椎症，変形性頸髄症の臨床症状

　中高年者で継続する肩こり，頸部〜背部痛，肩〜上肢痛を避けようと自然な頸椎前弯カーブに変化をさせていれば，上下肢に神経症状がないことと画像所見とを合わせて変形性頸椎症と診断する．

また，変形性頸椎症の約半数例では，椎間関節の異常な動き，脊椎柱の異常配列などに伴う頸・項部筋の過緊張，過緊張に伴う筋肉の乏血による肩こりや痛みがみられる．

変形性頸椎症が長年月の経過中に徐々に進行して頸髄神経根や頸髄を圧迫して，「頸部痛」「上肢に放散するしびれ・痛み」「歩行障害・ふらつき」の3大主訴が生じた場合は変形性頸髄症を疑う．変形性頸髄症では頸部〜背部〜肩〜上肢への放散痛，上下肢の感覚・運動障害，錐体路障害，自律神経症状を現すので，これらを（1）神経根症状，（2）脊髄症状，（3）自律神経症状（Barré-Liéou症候群）といった，3型の臨床神経症状に分けて解説する．

(1) 神経根症状

頸椎症性神経根症では，神経根が変性椎間孔で圧迫されて強い後頭部痛，側頸部痛，肩甲骨内側部痛，患側肩〜上肢のしびれ・放散痛が生じる．図1に示す head compression test（頭頂部を体幹に向かって両手で圧迫），spurling test（頸椎を軽度伸展，患側に側屈），Jackson shoulder depression test（頸椎を健側側屈，患側の肩を下方に牽引）など神経根の圧迫症状誘発テストで，痛みや神経症状が発現・増強すれば頸椎症性神経根症と臨床診断できる．

頸髄からの神経線維は図2に示すように腕神経叢を経て筋皮神経，正中神経，橈骨神経，尺骨神経などに枝分かれして筋肉や皮膚を支配しているため，1つの頸髄高位の神経根症でも上肢の表在知覚異常・筋力低下，腱反射異常の分布は複雑である．例えば，第5頸髄高位での神経根圧迫では三角筋・上腕二頭筋の筋力低下と上腕外側の知覚異常，第6頸髄高位では上腕二頭筋・回内筋・回外筋の筋力低下と橈側前腕・母指の知覚異常，第7頸髄高位では上腕三頭筋・手関節伸屈筋・手指伸筋の筋力低下と中指の知覚異常，第8頸髄高位では手指伸屈筋・固有手筋の筋力低下と尺側前腕・小指の知覚異常，第1胸髄高位では固有手筋の筋力低下と尺側前腕の知覚異常をきたすことが多い．徒手筋力テストで筋力低下を示す筋肉名を確認し，知覚異常部位を照合して圧迫され

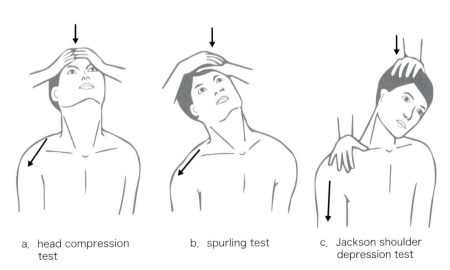

a. head compression test　　b. spurling test　　c. Jackson shoulder depression test

図1　頸椎症性神経根症での神経根症状の誘発テスト

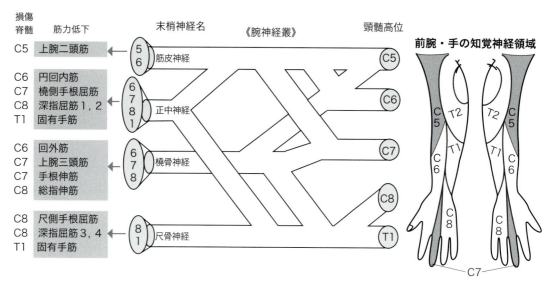

図2 頸髄神経根から手指に向かう神経線維の走行

ている頸髄高位の神経根を臨床診断する．

(2) 脊髄症状

　頸椎を軽度背屈する頸髄圧迫テストは，脊髄症状を増強させるので診断に有用である．長年月にわたり脊髄が圧迫され運動・知覚神経細胞が損傷されると，肩〜上肢に放散するしびれ・痛み，末梢神経障害のような上肢の腱反射・筋力・表在知覚の低下などが生じる．このため，健常人では10秒間に手指を20〜25回以上開閉できる grip and release test（10秒テスト）で20回以下に減少し，シャツの一番上のボタンがはめられない，箸でうまくつかめない，物を落とす，お金の勘定ができないなど，手指の巧緻運動能力が低下する[3]．

　圧迫力および血行障害により損傷された脊髄高位を通過する運動神経路，深部感覚（固有知覚・位置覚）神経路，錐体路に一致して筋力低下や表在・深部感覚障害が生じ，小指の内転のしにくさから始まる myelopathy hand をみることが多い．一般的には下肢の腱反射が亢進するが，第5・6頸髄が圧迫されると第7頸髄神経の線維の分布している上腕三頭筋の腱反射が亢進するといったように，上肢の腱反射も亢進する．筋力低下で10秒間足踏みが20回以下になると不安定歩行となり，位置覚障害では酩酊者のように両下肢を開いて歩く失調歩行となる．錐体路障害では，深部腱反射亢進や病的な Babinski 反射に起因して跳ねるように歩く痙性歩行が出現する．膀胱直腸障害としては残尿感や頻尿，尿失禁などが生じる．

(3) 頸髄の圧迫による自律神経症状（Barré-Liéou 症候群）

　変形性頸髄症による椎骨動脈の血流低下や骨棘形成によって交感神経が刺激され，顔面疼痛，顔面紅潮，耳鳴り，頭痛など Barré-Liéou 症候群（Barré-Liéou syndrome）といわれる自律神経症状が生じる．

変形性頸椎症では頸椎病変による肩こり・痛みなどの臨床症状，頸椎症性神経根症では圧迫神経根高位に一致した痛み・しびれ，感覚障害，筋力低下・筋萎縮，頸椎症性脊髄症では圧迫脊髄高位に一致した知覚・運動障害と圧迫脊髄高位以下の運動障害や深部感覚障害，錐体路障害，自律神経症状の入り混じった複雑な臨床症状・所見を現す．このような長年月の経過に伴う複雑な病変・所見・症状は，頸髄の急性圧迫に起因する頸髄部ヘルニアの神経症状・所見よりも複雑である．一方，神経症状・所見の特徴や筋電図検査などから，重症筋無力症や多発性硬化症などの神経内科疾患，手根管症候群などの整形外科疾患などを鑑別することも重要である．

3 変形性頸髄症の画像診断

変形性頸椎症・頸髄症の診断確定には，臨床症状とともに画像所見は重要で，特に図 3-a に示すように頸椎側面 X 線像から頸椎前弯の増強など頸椎柱の異常，椎間板の狭小化，椎体前縁・後縁からの骨棘突出を読影でき，これらの所見は診断確定に大きく寄与する．頸椎正面 X 線像では椎間板の狭小化と，その両端から斜め上方へ伸びるルシカ関節（Luschka joint）の狭小化・硬化を読影して変形性頸椎症と診断する．

斜位 X 線像で椎間関節の変性により椎間孔の大きさが 1/4〜1/5 にまで狭小化していると，頸

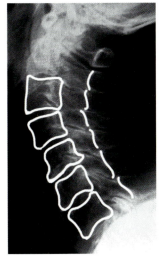 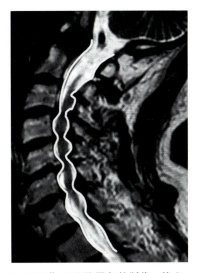

a. 頸椎側面 X 線像：頸椎前弯が増強し，第 5・6 頸椎椎体間高位の椎間板が狭小化．これら 2 椎体の前方に大きな，後方に小さな骨棘が読影できる．

b. MR 像：T2 強調矢状断像．第 3–4 頸椎間高位〜第 6–7 頸椎間高位で頸髄は前方から椎間板・骨棘，後方から黄色靱帯で圧迫．頸髄は細くなり，周囲の脂肪組織が消失している．

図 3 頸椎症性脊髄症にみられる X 線像 (a) と MR 像 (b) のシェーマ
a，b ともに頸椎症性脊髄症に罹患した 78 歳男性のシェーマ．

椎症性神経根症と画像診断できる．頚髄が膨大している第5頚椎高位で，脊柱管に突出する骨棘などが脊柱管前後径を男性で14 mm以下，女性で12 mm以下に狭小化していると，頚椎症性脊髄症と画像診断できる．頚椎の軽度後屈で頚椎椎体が3 mm以上すべる，または頚椎椎体が後方にすべって，上位頚椎の椎体後縁と下位頚椎の椎弓・肥厚黄色靱帯との間で脊髄を圧迫するピンサーメカニズム（pincer mechanism，はさみ込み機構）が生じていると，頚椎症性脊髄症と画像診断できる．

図3-bの頚椎MRのT2強調矢状断像のシェーマが示すように，第3-4～第6-7頚椎間高位で脊髄と脊髄周囲の白い脂肪組織が前後から圧迫されていると，頚椎症性脊髄症と診断できる．

図4のMR横断像シェーマに示すように，脊髄と脊髄周囲の白い脂肪組織とが前方から後縦靱帯や骨棘の軟骨により，後方から肥厚した黄色靱帯により圧迫され，もともと楕円形の脊髄横断面が白黒色まだらな3角形に変形していると，頚椎症性脊髄症と診断できる．脊髄がさらに強い圧迫で重症な頚椎症性脊髄症になると，三日月様の横断面に変形，浮腫や神経脱落などにより白い高信号領域の脊髄などの病像を呈する．MR横断像において椎間孔部で神経根が圧迫されていれば，頚椎症性神経根症と画像診断できる．診断に貢献するのは頚椎MR像であるが，臨床症状・所見，頚椎単純X線像で頚椎病変の程度・範囲を総合的に診断する必要がある．

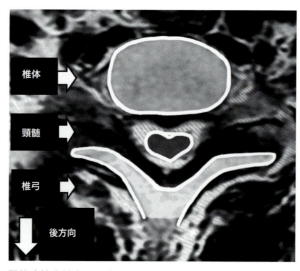

頚椎症性脊髄症に罹患した82歳，男性の頚髄MR横断像のシェーマ．上方に大きな楕円形の頚椎椎体，その下に白い脂肪組織に囲まれた3角形の頚髄，さらに下方に白い杯状の頚椎椎弓が読影できる．頚椎椎体の後方，頚髄との間の黒い帯状の像は椎体からの骨軟骨突起（骨棘）．椎体の後方，椎弓と頚髄との間の黒い帯状の像は黄色靱帯の肥厚．これら頚髄周囲組織の圧迫により，本来楕円形であった頚髄が3角形に変形している．

図4　頚椎症性脊髄症のMR横断像のシェーマ

4 変形性頸髄症の治療と予後

　変形性頸椎症には，まず消炎鎮痛薬・筋弛緩薬・精神安定薬の投与や局所温熱療法，短期間の装具固定療法などの保存療法を行うが，長年月の保存療法期間中に120例の変形性頸椎症患者の75％は病状を進行させたとの報告がある．そこで，頸椎の反覆後屈による微小外傷の蓄積を防ぐため，患者に頸椎後屈を招く水泳・体操，睡眠時に高い枕の使用，うがい，洗濯物干し，コンピューター操作，理髪店での髭剃り，などを避けるように指導する[4]．変形性頸髄症の重篤症状や四肢麻痺などは，乱暴な自動車運転などによる頻繁な頸椎の前後屈，飲酒後の軽い転倒などで出現しやすく，それは生命予後にも影響する．

　変形性頸髄症も変形性頸椎症と同様の保存療法を行い，自律神経症状が強ければ星状神経ブロック，神経根症状が強ければ神経根ブロックを行う．頸椎症性神経根症で著しい上肢痛や手指の巧緻運動低下により，また頸椎症性脊髄症で不安定歩行，失調歩行や痙性歩行，膀胱直腸障害により，日常生活に支障をきたす場合には神経根または頸髄の除圧を行うが，日常生活に支障をきたすほど重症になる前に，タイミングよく手術をすることが薦められている．神経根症状改善のためには椎間孔拡大術で神経根除圧を行い，頸髄圧迫症状に対しては脊柱管を拡大する椎弓形成術として，頸椎後方から頸椎棘突起の分割，脊柱管を覆っている椎弓の切除などを行う．頸椎前弯の消失など著しい頸椎柱異常に対する頸椎柱矯正術として，頸椎前方から脊柱管内・椎間孔に突出している骨棘・椎間板などを摘出する．この手術を行っても頸椎前方から強固に椎体固定ができなかった頃は，術後に面倒なハローベストを装着していたが，最近では椎弓根スクリューで強固に内固定ができるようになって患者は助かっている[5]．頸椎柱の矯正後に生じやすい第5頸髄神経麻痺の多くは自然寛解する．

2 変形性頸髄症患者の自動車運転

1 変形性頸髄症のリスクが自動車運転にどう関連するのか

　自動車運転リスクに関して，臨床研究の進んでいる脳卒中や頭部外傷患者のリスクを参考にして，変形性頸髄症患者について述べる．武原ら[6]の報告では運転再開をした脳卒中患者42人の半数は運転に不安感を持ち，その1/3の患者は体の動きにくさ，同人数は集中力の持続困難・判断力低下に不安感を持って運転をしていた．このことから，変形性頸髄症患者の運転リスクを黙殺することなく，また警戒し過ぎて運転禁止にしないように，下記，6項目の脳卒中患者の自動車運転可否判断を参考にして，変形性脊髄症患者の運転リスクを述べたい．
　1）上肢が片麻痺でも，自動車のレバーの改良により運転は可能．
　2）下肢が片麻痺や対麻痺でも，杖・装具による屋外独歩が可能であると，自動車のペダル（アクセル・ブレーキ）の改良により運転は可能．
　3）片側上肢の表在・深部感覚が完全脱出でも，自動車の改良により運転は可能．

4) 右下肢の深部感覚の完全脱出により，ペダル確認のために前方不注意となりがち，ペダルの踏み込む程度がわからない，などでも自動車の改良により運転は可能．
5) 右足関節の背屈筋力が弱く，長距離運転で疲労，錐体路障害で右下肢にクローヌスが出現，などでペダル操作に支障をきたしても，自動車の改良により運転は可能．
6) Barré-Liéou症候群として顔面疼痛・紅潮，耳鳴り，頭痛などが出現した場合，その重篤さに応じて運転可否は慎重に判断．

2 変形性頸髄症患者で運転再開が見込める場合，見込めない場合

　片側上肢に著しい筋力低下や表在知覚脱出をみる頸椎症性神経根症患者では，ハンドル横のレバーについて，シフトが困難になったり，位置やシフト方向に目視確認が必要となるが，健側上肢で操作ができるように自動車改造をすれば運転再開は見込める．頸椎症性脊髄症で右下肢に著しい表在知覚・深部感覚障害，筋力低下，クローヌスの出現が認められると，ペダルにきちんと足底を置けない，ペダルの位置・踏み込みの程度がわからない，迅速に強くペダルを踏み込めない，長時間運転中には筋肉疲労でペダルから足を離せない，などの状況となるが，左下肢でペダル操作ができるように自動車改造をすれば運転再開は見込める．

　肩・肘・手指の動きが制限されるほどの強い肩〜上肢痛，冷静さを欠くような激しいBarré-Liéou症候群，失禁の不安感が持続する膀胱直腸障害などでは判断能力の低下が生じているので，安全運転が見込めない．しかし，薬物療法，温熱療法や失禁ケアにより精神症状や心理状態が改善すると運転再開は見込める．

　杖や装具を用いても独り歩きができない高齢変形性頸髄症患者では，病気に基づく著しい両下肢感覚・運動麻痺に加えて，さまざまな老年症候群が運転再開に必要な判断能力・操作能力を低下させている可能性がある．このような患者では自動車の構造改良を行っても運転再開は見込めないことが多い．

1) 中村耕三：ロコモティブシンドロームの概念と疫学　概要（特集 ロコモティブシンドロームのすべて）．日医雑誌　144：S30-S33，2015
2) 松本守雄・他：自然経過から見た頸髄症の治療方針．脊椎脊髄　18：853-857，2005
3) 小野啓郎：Myelopathy handと頸髄症の可逆性．別冊整形外科　2：10-17，1982
4) 日本整形外科学会診療ガイドライン委員会頸椎症性脊髄症ガイドライン策定委員会（編）：頸椎症性脊髄症ガイドライン．南江堂，pp53-55，2005
5) Yukawa Y, et al：Anterior cervical pedicle screw and plate fixation using fluoroscope-assisted pedicle axis view imaging：a preliminary report of a new cervical reconstruction technique. *Eur Spine J* 18：911-916, 2009
6) 武原　格・他：臨床医の判断―医学的診断書の作成に当たって．林　泰史・他（監）：脳卒中・脳外傷者のための自動車運転 第2版．三輪書店，pp128-136，2016

心疾患

1 はじめに

　現代では自動車は必要不可欠なものである．産業や経済活動を支え，日々の生活を成り立たせている．特に地方では人口減少，少子高齢化，公共交通機関の衰退のため自動車による移動に依存し，運転者も高齢化している．海外では疾病を理由に運転が制限されても，多くの人が命令に従わなかったとの報告もある．自動車の必要性を考えるとうなずけるものであるが，決して肯定するわけにはいかない．

　自動車運転を考慮した診察では，一般的に予後が良好とされる疾患であっても，自動車運転中に発作が生じた場合の損害の甚大さと，他人を巻き添えにすることを十分に考慮しなければならない．一方で，運転者の生活の質に影響が及ぶため苦渋することになる．

　心疾患は突然死（瞬間死）をきたすことが多く，その予測が困難と認識されている．逆に，突然死（瞬間死）の原因疾患としては，心血管系の異常によるものが多いことも事実である．また，生命予後は良好であったとしても，失神をきたすものも多く存在する．

　心疾患による失神患者の自動車運転制限に関してはガイドラインが整備されている（表 1）[1]．しかし，他の心疾患が直接自動車運転に関して支障をきたす事象を捉えた科学的論拠が十分ではなく，間接的にしか判断しえない部分も多く存在する．日常臨床で失神の症例には頻回に遭遇するが，原因検索とともに自動車運転に関する可否の判断も確実に行わなければならない．また，突然意識障害をきたすおそれがある疾患を見落とさないように，常に注意を払うべきである．

2 総　論

　心疾患では突然死（瞬間死）および失神をきたす症例が多く存在する．致死的不整脈の出現，壁運動の低下，大血管の閉塞機転，循環血液量の減少や血液分布異常により，血圧の低下や有効心拍出量の喪失が惹起され，意識の喪失が起こる．前駆症状がまったくなく発症することもあり，また二次性の外傷などにより原因の解明に困難をきたすこともある．一方で生命予後は比較的良好であっても再発性の失神をきたす疾患も多く存在する．頸動脈の狭窄や脳血管病変の合併により，重篤ではない不整脈による軽度の血圧低下でも運転の障害となる意識障害が起こることもあり，全身状態の把握も重要である．

　日本不整脈心電学会，日本循環器学会，日本胸部外科学会は，再発性の失神患者における自動車運転に関してガイドラインを作成し，道路交通法に示された意識障害または運動障害をきたす病気に対する見解を示している[1]．一方で 2016（平成 28）年 2 月 25 日の大阪梅田の事故では急性大

表 1　失神患者の自動車運転に関する指針 (ESC ガイドライン 2009 より引用)

診　　　断		自家用運転手	職業運転手
●不整脈		自家用運転手	職業運転手
	薬物治療	治療の有効性が確認されるまで禁止	治療の有効性が確認されるまで禁止
	ペースメーカー植込み	1週間は禁止	ペースメーカの適切な作動が確認されるまで禁止
	カテーテルアブレーション	治療の有効性が確認されるまで禁止	長期間の有効性が確認されるまで禁止
	植込み型除細動器	一次予防で1か月，二次予防で6か月間禁止	永久的禁止
●反射性（神経調節性）失神		自家用運転手	職業運転手
	単発，軽症	制限なし	危険（高速運転等）を伴わない場合は制限なし
	再発性，重症	症状がコントロールされるまで禁止	治療の有効性が確認されなければ禁止
●原因不明の失神		自家用運転手	職業運転手
		重症の器質的心疾患や運転中の失神がなく，安定した前駆症状がある場合には制限なし	診断と適切な治療の有効性が確認されるまで禁止

〔日本循環器学会．失神の診断・治療ガイドライン（2012年改訂版）．http://www.j-circ.or.jp/guideline/pdf/JCS2012_inoue_h.pdf（2017年8月閲覧）〕

動脈解離が重大事故に至る原因疾患であった．本稿では失神や不整脈にとどまらず心疾患での突然死（瞬間死）を踏まえて代表的な疾患に対する解説を行う．

　自動車運転の制限に関しては，Canadian Cardiovascular Society のコンセンサス会議で，受傷のリスク RH（risk of harm）を評価する計算式が提唱されている[2]．

　　RH ＝ TD（運転時間または距離/年）×V（自動車の大きさ）×SCI（失神の再発率/年）
　　　　×AC（事故の発生率/年）

この公式より算出される RH で社会的に受け入れが可能な数値は年間 0.005% とされている．これは一般的な職業運転者での RH が，

　　RH ＝ 0.25（TD）×1（V）×0.01（SCI）×0.02（AC）＝ 0.00005 ＝ 0.005%

と計算されることが根拠となっている．

　また，自動車運転（乗用車や軽トラック）の運動強度は，熱量消費の観点からは 2.5 METs で，軽度に分類される．ゆっくりとした歩行，家庭内での軽い掃除や整理整頓および屈伸運動などに相当する[3]．

血圧は心拍出量と末梢血管抵抗により規定され，1分間の心拍出量は脈拍と1回拍出量の積であり，急速な血行動態の変化をきたす病態は以下のように分類される．
1) 循環動態血液分布異常
   神経調節の不具合などによる血管内の血液分布の不均衡による病態である．
   ①静脈系の拡張による前負荷が起こり，心拍出量が減少する病態．
   ②体血管抵抗の減少による血圧低下が生じる病態．
   ③血管透過性が異常に亢進する病態．
2) 循環血液減少
   血管内に存在するべき血液が喪失することにより循環動態が破綻する病態．心臓の前負荷が低下し，心室充満が不十分となることにより心拍出量が低下する状態．大動脈瘤破裂，急性大動脈解離の穿破などによる．
3) 心原性
   ① 低収縮および拡張障害
   虚血性心疾患，心筋症などにより心筋の収縮が障害され，1回拍出量が低下し，循環動態が破綻する病態．また，収縮は保たれていても，拡張能が低下し心拍出量の増加需要に追いつけない病態．
   ② 機械性
   正常の心臓の形態が損なわれ，短絡路の形成や弁機能の喪失により円滑な血液駆出が不能となる病態．心室中隔壁穿孔，乳頭筋断裂などが挙げられる．効率的な血液循環のために進化・発達した2心房2心室の構造が突如失われることにより，血液循環が破綻する．
   ③ 不整脈
   頻脈性および徐脈性の不整脈により有効心拍出量が保てなくなる病態．
      (1) 頻脈による拡張末期容量の減少により1回拍出量が低下する病態．
      (2) 徐脈により単位時間当たりの拍出量が低下する病態．
   ④ 右心不全
   右心不全により前負荷が減少し1回拍出量が低下する病態．
4) 血管閉塞性
   大血管などの物理的閉塞機転により循環動態が破綻する病態．肺動脈主幹部や左右肺動脈の中枢部での肺血栓塞栓症，心臓腫瘍の嵌頓や心タンポナーデなどが原因疾患とされる．心疾患以外でも緊張性気胸や妊娠末期の容積が拡大した妊娠子宮が下大静脈を圧排することによる臥位低血圧症候群などの閉塞機転も存在する．

さらにまとめると，心臓が拍出できない状態，拍出する血液が不足する状態，血液循環の経路・順路に問題が生じる状態に分類され，疾患の理解と自動車運転の可否を判断する手助けとなりうる．

3 各疾患論

1 虚血性心疾患

　心筋への絶対的もしくは相対的な血液供給の減少により心臓機能障害をきたす病態である．心筋虚血を誘発する要因は，心筋への酸素供給減少によるものと，心筋酸素消費量の増加による病態に大別される．頻度は圧倒的に前者が多く，冠状動脈に生じた器質的病変によって生じるものと，機能的変化によるもの，および冠状動脈還流圧低下による病態に細分化される．虚血性心疾患による失神は，心室の低収縮，不整脈による心原性のものと，神経調節の不具合による循環動態血液分布異常によるものがある[4]．病態の如何にかかわらず，急性冠症候群では致死的不整脈などによる急変の可能性が高く，疑い症例も含めて自動車運転は危険が高い．また，狭心症であっても Canadian Cardiovascular Society Criteria の3度から4度に相当する症状を有するものは，自動車運転の運動強度を勘案すると不可となる．

　至適薬物療法と経皮的冠動脈形成術（percutaneous coronary intervention：PCI）やバイパス術（coronary artery bypass graft：CABG）による虚血解除のための血行再建術を終了し，重篤な不整脈などの合併がなく安定した状態が確認された場合は運転に制限はない．薬剤抵抗性の重篤な不整脈の合併がある場合は，至適薬物療法と植え込み型除細動器（implantable cardioverter defibrillator，以下 ICD）植え込み術を行う．

2 弁膜症

　後天性の弁膜症は，リウマチ性弁膜症と動脈硬化性などの変性や虚血性心疾患に伴うものに大別され，近年は後者が主体を占めている．代表的なものとして大動脈弁狭窄症，僧帽弁閉鎖不全症，僧帽弁狭窄症，感染性心内膜炎が挙げられる．

　大動脈弁狭窄症は，左室から大動脈への血液流出が弁狭窄（弁硬化）により厳しく制限される．左室収縮を強めても有効な心拍出につながらず，末梢血管抵抗の低下が伴うと血圧低下が起こり，失神を生じる．また，不整脈の関与や頸動脈洞などの圧受容体の機能障害による低血圧が引き起こされることもある．

　僧帽弁閉鎖不全症の失神や突然死の病態生理は不明な点が多く，十分解明されていない．特筆すべき点は，僧帽弁閉鎖不全の重症度と失神の出現頻度が相関しないため，判断に難渋することである．

　僧帽弁狭窄症は左房内の血流うっ滞から左房内血栓を形成することが多く，脳血栓塞栓症の大きな原因となる．脳血栓塞栓症発症による四肢の麻痺などで運転に支障をきたしうるほか，頻脈性心房細動により心拍出量が低下し失神をきたしうる．また，左房内に球状血栓が生じ，僧帽弁口に嵌頓すると突然の心停止に至る．

　感染性心内膜炎は不明熱の原因疾患となることが経験される．弁破壊による血行動態の破綻や疣贅が脳血管を閉塞することによる脳塞栓症が生じる．不明熱を診察した際には感染性心内膜炎の存

在を確実に否定することが臨床上重要と考えられる．

　中等度以下の無症候性で重篤な不整脈の合併のない弁膜症では，運転の制限はないと思われる．軽度の労作で症状が出現するものや，たとえ無症状であっても高度の大動脈弁狭窄症などでは必要な外科的治療と薬物治療がなされていなければ運転を制限するべきである．弁置換術などによる修正が行われ，人工弁の維持に必要な薬物療法が遵守され，合併症があれば合併症に対する対処がなされていれば，自動車運転は制限のないものと思われる．

3 不整脈

(1) 徐脈性不整脈

　洞機能不全症候群や房室ブロックにより徐脈をきたす．恒常的に徐脈を呈する場合と発作性に徐脈に陥るものがある．恒常的に徐脈を呈するものでは心不全徴候が前景となることが多いが，発作性の徐脈では失神や前失神症状を呈することが多い．治療は恒久型ペースメーカー植え込み術が決定的なものとなる．適応に関しては不整脈の非薬物治療ガイドラインに従う[5]．

　徐脈性不整脈に対してペースメーカー植え込み術が施行され，作動状態が正常であることが確認され，失神がなければ自動車運転に制限をきたさない．

(2) 頻脈性不整脈

　上室性不整脈と心室性不整脈に分類される．上室性不整脈は，一般的に予後は良好と言われている．しかし，頸動脈や脳血管の狭窄などの合併があれば，軽度の血圧低下で意識障害をきたすこともあり，全身状態に注意が必要である．心室性不整脈は致死性不整脈で生命に危害が生じるおそれが高い．当然失神を合併する頻度は高く，集学的治療が必要とされている．薬物による不整脈の再発予防と不整脈出現時に必要な電気的除細動を行うためのICD植え込み術による治療が必要となる．術後はガイドラインに従い自動車運転の可否を判断する．

4 先天性心疾患

　自動車運転に関して論じるものであるので，成人に達した先天性心疾患に関して取り上げる．近年では幼少期に診断と治療がなされ，手術適応となる症例が手術を受けずに成人に達成することはまれである．効率的な血液循環のために進化してきた2心房2心室の構造が損なわれた病態で，容量負荷，圧負荷，短絡による酸素二酸化炭素交換効率の低下，肺血管抵抗の上昇からのアイゼンメンジャー化などにより不整脈，血圧変動および低酸素血症や喀血が惹起され，痙攣発作や失神をきたす．また，姑息的もしくは根治的手術を受けた症例では，人為的な修復術に伴う刺激伝導系の異常から各種の不整脈が起こる．術後の遺残症や心機能により生活制限が必要となるが，運動耐容能が良好で失神発作がなければ運転の制限は必要がないと思われる．

5 心筋疾患・心膜疾患

　心筋疾患に分類される肥大型心筋症，拡張型心筋症および不整脈原性右室心筋症は失神をきたす頻度が高く，失神の既往歴は突然死につながりうる．心筋炎はウイルス感染をはじめとする心筋の炎症で感冒症状を主訴として，一般外来を受診することが見受けられる．

肥大型心筋症は閉塞型と非閉塞型に分類され，閉塞型では左室流出路の狭窄のため心室内圧較差を生じる．どちらの型でも失神をきたし，その原因は，心室性および上室性の頻脈性不整脈および徐脈性不整脈，高度の左室流出路狭窄で血行動態に支障をきたす状態，心筋虚血と拡張障害および自律神経の調節の不具合などである．

　拡張型心筋症では流出路狭窄を伴うことはないが，肥大型心筋症と同様に不整脈および自律神経の調節の不具合で失神を起こす．

　不整脈原性右室心筋症はその名のとおり不整脈の合併による失神が起こる．

　心筋炎では感染などによる心筋の炎症により，低収縮や各種不整脈が合併する．日常診療の中で感冒様症状などを訴えた症例の中に心筋炎を合併したものが含まれることに注意が必要である．

　至適薬物療法とペースメーカー，心臓再同期療法（cardiac resynchronization therapy，以下 CRT)，両室ペーシング機能付き植え込み型除細動器（cardiac resynchronization therapy defibrillator，以下 CRT-D)，ICD および中隔焼灼術などによる加療が行われ状態が安定した場合には運転の制限はない．ガイドラインに準拠した対応を行う．

6　心不全

　心不全は虚血性心疾患，不整脈，弁膜症，先天性心疾患，心筋症などすべての器質的心疾患の終末期像である．心不全に至ると，原疾患の症状のみならず心不全による自覚症状も追加され，運動耐容能が低下するばかりではなく，突然の致死的不整脈の出現で突然死をきたす頻度も高く，生命予後はきわめて悪くなる．原因疾患に対する適切な治療を行い，不整脈や運動耐容能を評価する．

　心不全の指標で NYHA 心機能分類が広く用いられているが，自動車運転の運動強度が 2.5 METs 程度であることより，NYHA Ⅲ，Ⅳに相当するものの運転は制限されるべきである．

7　動脈疾患

　大動脈や総腸骨動脈などの径が太く体幹内を走行する動脈壁の組織異常などにより，瘤が生じたり，解離をきたす病態である．大動脈瘤が拡大して一定の径に達すると突然の破裂をきたす．真性大動脈瘤では破裂の危険が高い血管径に達していても，多くの症例では自覚症状がないため予防的な治療が行われずに，突然の破裂を迎えることになる．また，大動脈解離も突然発症し，著しい疼痛による迷走神経反射，分枝の閉塞や狭窄による脳血流の低下，解離が大動脈基部に波及することによる大動脈弁閉鎖不全や，冠状動脈閉塞および心タンポナーデ，さらには穿破による出血により麻痺や意識障害が起こる．急性期の自動車運転は当然厳禁である．一見症状が落ち着いている慢性期の症例や無症状であっても，破裂の危険が高い形状や大動脈径の拡大を示す症例では，運転を制限するべきである．

8　静脈疾患

　深部静脈や下肢静脈などに生じた血栓が，大静脈から右心房，右心室を経由して肺動脈に達し肺血栓塞栓症をきたす．塞栓部位が肺動脈主幹部やその近傍，もしくは多発性の場合などで突然の心停止に至る．

長時間の同一姿勢の保持や脱水の関与により，血液凝固能が亢進して血栓の形成が起こるもので，いわゆるエコノミークラス症候群（ロングフライト症候群）としても知られている．

原因や背景により再発の可能性が高い症例が存在する．再発の可能性が低い症例では，原因の解除と至適薬物療法が行われ安定した状態が確認されれば，運転の制限は必要ないものと思われる．

遺伝的素因などにより再発の危険が高い症例では，至適な抗凝固療法と必要に応じて下大静脈フィルター留置術による肺血栓塞栓症の予防が確実に実施されなければ，自動車運転は制限されるべきと思われる．

既往歴を有する症例の自動車運転に際しては，再発の危険が低い症例も含めて長時間の連続運転は避け，適切な水分の摂取を心がけ，定期的に休息を取り，手足を動かすような軽い運動を行うことが必要である．

9 失 神

失神は器質的心疾患によるものと器質的心疾患に由来しないものに大別される．器質的心疾患がないものの生命予後は通常は良好である．起立性低血圧による失神と反射性失神（神経調節性失神）にさらに分類される．自動車運転中に失神発作をきたした原因疾患として，反射性失神が最も頻度が多いとされ，次に不整脈が続くと報告されている[6]．

起立性低血圧は起立した際に30％静脈還流が減少することにより心拍出が低下し，代償する調節機構が十分に機能しないと脳血流が低下し失神をきたす．生活指導を徹底し，一定の期間に再発がなければ運転は可能である．

反射性失神は血管迷走神経性失神，状況失神，頸動脈洞症候群，明瞭な誘因がない非定形型に分類される．

血管迷走神経性失神は，神経調節の不具合から交感神経抑制による血管拡張と迷走神経緊張による徐脈により失神をきたす．状況失神は特定の状況や動作により，迷走神経の緊張と交感神経抑制が起こり失神に至る．排尿，排便，咳嗽，嚥下，息こらえや嘔吐などの行為行動により生じる．

頸動脈洞症候群は圧受容体の頸動脈洞圧迫により迷走神経の緊張が起こり，徐脈が生じ失神をきたす．

運転中に失神を誘発する行為行動を厳重に禁止し，前駆症状を伴うものは前駆症状が出現した場合にただちに安全な場所に停車し運転を中止する．嚥下失神をきたす症例では運転中の飲食は厳禁であり，咳嗽失神では鎮咳薬などによる咳の抑制が必要である．頸動脈洞症候群ではネクタイなどのきつく頸部を締め付けるような衣類の着用を禁止する．運転中に失神を起こした症例，座位で失神をきたす症例，安定した前兆を伴わない症例は重症例であり，運転制限を考慮する[7]．

10 ペースメーカー，ICD 植え込み術後

器質的心疾患の治療目的でペースメーカーなどの植え込み治療が行われた症例では，原因疾患の病態をも考慮して対処する．2017（平成29）年9月1日から施行の運用指針は以下のとおりである[8]（表2）．

表2 植え込み術後の運用指針

植え込み目的，および術後状態等	運転制限期間
二次予防目的新規植え込み	6カ月
一次予防目的新規植え込み	7日
ICD適切作動後（ショック・抗頻拍ペーシングを含む）	3カ月
ICD不適切作動後※	失神なければ制限なし
電池交換後	7日
リード追加・交換後	7日

※失神を伴うものはICD適切作動と同様の制限

　ペースメーカー（CRT-Pを含む）植え込み術後では原則許可である．
　これに対してICD，CRT-D植え込み術後は，植え込み術を受けた時点で原則禁止となる．運転の許可および運転免許の維持には，日本不整脈心電学会あるいは日本心不全学会が主催するICD研修を履修した医師による診断書を各都道府県公安委員会へ提出することが必要で，運転の可否は公安委員会が判断する．
　ICD初回植え込みに関しては，二次予防目的では術後6カ月間失神や作動がなければ運転許可，一次予防目的では術後7日間失神や作動がなければ運転許可．作動とは電気ショックを伴う除細動作動（致死性不整脈に対する適切作動）だけではなく，自覚症状を伴わない抗頻拍ペーシングも含まれる．一方で頻脈性心房細動などの上室性頻拍症に対して不適切作動が起こった場合は，失神がなければ作動には含まず運転は制限されない．しかし，失神を伴えば適切作動と同様に運転制限となる．電池消耗などに対するジェネレーター交換およびリードの交換や追加を行った場合は，術前に運転が許可されていれば術後7日間の経過観察で作動がなければ運転許可．失神や適切作動があった場合はその時点から3カ月間の運転が制限され，3カ月以内に再度失神や適切作動があれば，最終の作動などからさらに3カ月間延長される．第二種免許などの職業運転は許可されない．

ガイドラインに関して

　日本のガイドライン（表1）[1]（ESC2009に準じる）と2017ACC/AHA/HRSのガイドラインに示された表を提示する（表3）[9]．米国のものは職業運転に関する表記はない．

表3 失神発作の診断および病態による自家用車運転制限期間（文献8より，筆者作成）

診断および状態	失神後運転再開までの観察期間等*
起立性低血圧	1カ月
血管迷走神経性失神で過去1年間発作なし	制限なし
血管迷走神経性失神で過去1年間発作が1〜6回	1カ月
血管迷走神経性失神で過去1年間発作が7回以上	症状がコントロールされるまで禁止
状況失神のうち咳嗽失神を除く	1カ月
咳嗽失神で未治療のもの	禁止
咳嗽失神で咳嗽が抑制されたもの	1カ月
頸動脈洞症候群で未治療のもの	禁止
頸動脈洞症候群でペースメーカー治療がなされたもの	1週間
反射性ではない徐脈による失神で未治療のもの	禁止
反射性ではない徐脈による失神でペースメーカー治療がなされたもの	1週間
上室性頻拍による失神で未治療のもの	禁止
上室性頻拍による失神で薬物治療がなされたもの	1カ月
上室性頻拍による失神でカテーテルアブレーションがなされたもの	1週間
左室駆出率が35％未満で，不整脈による失神が推定されICDの植え込みのないもの	禁止
左室駆出率が35％未満で，不整脈による失神が推定されICDの植え込まれたもの	3カ月
駆出率が35％以上の器質的心疾患に伴う心室頻拍/心室細動による失神が推定され未治療のもの	禁止
駆出率が35％以上の器質的心疾患に伴う心室頻拍/心室細動による失神が推定されICDおよびガイドラインによる薬物治療がなされたもの	3カ月
遺伝的要因に伴う心室頻拍による失神が推定され未治療のもの	禁止
遺伝的要因に伴う心室頻拍による失神が推定されICDまたはガイドラインによる薬物治療がなされたもの	3カ月
器質的心疾患によらない右室流出路起源または左室流出路起源の心室頻拍などによると推察される失神で未治療のもの	禁止
器質的心疾患によらない右室流出路起源または左室流出路起源の心室頻拍などによると推察される失神でカテーテルアブレーションによる治療か薬物治療で抑制に成功したもの	3カ月
原因不明の失神	1カ月

*観察期間中に失神の再発作がなければ運転再開を考慮する．
ICD (implantable cardioverter-defibrillator)：植え込み型除細動器

5 まとめ

1. 心疾患による失神発作が認められる症例，ペースメーカー，ICD，CRT，CRT-D を受けた患者の自動車運転制限に関しては，日本不整脈心電学会，日本循環器学会，日本胸部外科学会の「不整脈に起因する失神例の運転免許取得に関する診断書作成と適性検査施行の合同検討委員会ステートメント」に則り，日本循環器学会認定専門医または心臓血管外科専門医の診察診断にゆだねること．
2. 急性冠症候群をはじめとする心疾患の急性期に運転は不可である．
3. 急性期を脱し必要な処置や治療がなされて安定した状態に落ち着いた場合には，失神や突然死の可能性に関して評価して検討する．
4. 一見安定した状態が維持されている病態でも，突然死や失神の危険性が高ければ運転は避けるべきである．
5. 当事者の理解を得ることはきわめて重要であるが，家族・親族へも十分な認識を持たせることが必要である．
6. 自動車を運転するに際して健康状態および疾病に関して社会的認知を向上させる必要がある．
7. 運転を取りやめさせられた場合の社会的支援の充実が望まれる．
8. 交通事故死の解剖率を上げ，正確な死亡原因の究明が必要である．

文献

1) 日本循環器学会：失神の診断・治療ガイドライン 2012 年改訂版．循環器病の診断と治療に関するガイドライン（2011 年度合同研究班報告）．http://www.j-circ.or.jp/guideline/pdf/JCS2012_inoue_h.pdf
2) Simpson C, et al：Assessment of the cardiac patient for fitness to drive：Drive subgroup executive summary. *Can J Cardiol* **20**：1314-1320, 2004
3) Ainsworth BE, et al：Compendium of physical activities：A second update of codes and MET values. *Med Sci Sports Exerc* **43**：1575-1581, 2011
4) Mark AL：The Bezold-Jarisch reflex revisited：clinical implications of inhibitory reflexes originating in the heart. *J Am Coll Cardiol* **1**：90-102, 1983
5) 日本循環器学会：不整脈の非薬物治療ガイドライン．www.j-circ.or.jp/guideline/pdf/JCS2011_okumura_d.pdf
6) Sorajja D, et al：Syncope while driving：clinical characteristics, causes, and prognosis. *Circulation* **120**：928-934, 2009
7) 再発性の失神患者における自動車運転制限のガイドラインとその運用指針．http://new.jhrs.or.jp/pdf/guideline/com_device201303_01.pdf
8) Shen WK, et al：2017 ACC/AHA/HRS Guideline for the Evaluation and Management of Patients With Syncope：Executive Summary：A Report of the American College of Cardiology/American Heart Association Task Force on Clinical Practice Guidelines and the Heart Rhythm Society. *J Am Coll Cardiol* **70**：620-663, 2017
9) 日本不整脈心電学会：ICD・CRT-D 植え込み後の自動車の運転制限に関して．http://new.jhrs.or.jp/public/pub-icd-crt/

10 糖尿病

 1　はじめに

　わが国における糖尿病の患者数は，戦後，著しく増加の一途をたどっている．10年前と比べて約1.3倍に増え，かつ増加ペースが加速している．現在の日本の成人糖尿病人口は約950万人，糖尿病予備軍が約1,100万人である[1]．合計すると2,050万人であり，20歳以上の5人に1人が「糖尿病あるいは糖尿病予備軍」に該当することになる．また，国際糖尿病連合（IDF）が発表した「Diabetes Atlas 第7版」によると，わが国は，糖尿病患者数が世界第9位の「糖尿病大国」でもある[2]．

 2　自動車運転と糖尿病

　移動手段として自分で車の運転をする糖尿病患者は数多くいる．2016（平成28）年の運転免許保有者数は8,220万5,911人である．平均運転免許保有者割合76.6%より計算すると，約727万人の糖尿病患者が自動車運転をしている可能性がある[3]．2001（平成13）年6月，道路交通法（以下，道交法）が一部改正され，運転免許の拒否，保留，取消しなどの処分ができる病気または障害の中に，「発作により意識障害または運動障害をもたらす病気であって政令が定めるもの」が規定された．その中にはさまざまな疾患が含まれるが，改正最終案として2002（平成14）年2月，「無自覚性の低血糖症（人為的に血糖を調節することができるものは除く）」が加えられた．ただし，たとえ無自覚性の低血糖を示す者でも，きちんと自己管理が行われ，対処できる者は除外されることが明示された．糖尿病患者が運転免許の申請や更新の際に，不利益を受けることがあってはならないと，最終的にかなり限定された規定となった．
　そこで，「低血糖症」と「無自覚低血糖」について，次に「糖尿病と低血糖症」について述べる．

 3　低血糖症

1　定　義

　厳密には，単に血糖値が低いだけで低血糖症と診断するべきではない．表1に示すような低血糖症状が存在し，かつそのときの血糖値が60〜70mg/dL未満の場合を「低血糖症」という．

表 1　低血糖時に認められる症状

1. 交感神経刺激症状	発汗，不安，動悸，頻脈，手指振戦，顔面蒼白
2. 中枢神経症状	頭痛，眼のかすみ，空腹感，眠気，異常行動，痙攣，昏睡

表 2　低血糖を生じる疾患・病態

・糖尿病治療薬に伴う低血糖
・インスリノーマ
・反応性低血糖（胃切除後や 2 型糖尿病の初期）
・糖尿病治療薬以外の薬剤による低血糖
・インスリンに対する抗体に起因する低血糖 　インスリン自己免疫症候群（インスリン自己抗体による低血糖） 　インスリン投与によって生じたインスリン抗体による低血糖
・糖新生の抑制・低下（アルコール，肝硬変・肝不全）
・インスリン拮抗ホルモンの低下
・膵外性腫瘍（IGF-II 産生腫瘍を含む）
・詐病

2　臨床像

　通常，静脈血糖値が 60～70mg/dL 未満となった場合に低血糖症状が出現する．さらに，血糖値が 50mg/dL 未満に低下すると中枢神経機能障害が生じる．低血糖症の際に認められる症状は 2 つに分類される．一つは低血糖時に分泌されるカテコラミンなどによる交感神経刺激症状，もう一つはブドウ糖欠乏による中枢神経のエネルギー不足を反映した中枢神経症状である．交感神経刺激症状の出現する血糖閾値は中枢神経症状の閾値に比べ高いため，中枢神経症状の出現前に交感神経症状を認めるのが一般的である．しかし，低血糖を繰り返している場合や糖尿病神経障害が進行している患者や高齢者では，交感神経症状を認めず，いきなり中枢神経症状が出現することがある．なお，高齢者の低血糖による異常行動は認知症と間違われやすく，注意が必要である．

3　鑑　別

　低血糖になりうる疾患や病態を表 2 に示す．各疾患や病態にはそれぞれ特徴的な所見があり，これらをもとに鑑別が可能である．糖尿病に対する薬物療法を行っている場合には，これらの薬物が低血糖の原因となっていることが多い．

4　治　療

　血糖値の回復に際して経口摂取が可能な場合には，ブドウ糖（5～10g）またはブドウ糖を含む飲料水（150～200mL）を摂取させる．ショ糖では少なくともブドウ糖の倍量（砂糖で 10～

20g）を飲ませる．ブドウ糖以外の糖類では回復が遅延する．そして約15分後，低血糖が持続するようならば再度同一量を飲ませる．経口摂取が不能な場合は，医療機関に搬送し，50％グルコース注射液20mLを静脈内に投与する．なお，意識が低下するほどの低血糖をきたしたときは，応急処置で一時的に意識レベルが回復しても，低血糖の遷延や再発で意識障害が再び出現する可能性が高い．低血糖が遷延する場合には，必ず医療機関を受診し治療を受けるよう，家族を含めて教育する必要がある．

4 無自覚低血糖

　低血糖時に出現する交感神経刺激症状（発汗，不安，動悸，頻脈，手指振戦，顔面蒼白）が欠落して，突然意識障害をきたす低血糖の病態である．低血糖発作を多く繰り返していると，無自覚低血糖に陥ることがある．原因は，糖尿病神経障害の一つである自律神経障害や，低血糖に対するグルカゴン分泌反応の障害である．しかし，このような状況の患者を低血糖からある期間回避させると，インスリン拮抗ホルモン反応性が回復することが報告されている[4]．したがって，無自覚低血糖の治療法は，低血糖発作を繰り返さないことが一番である．

5 糖尿病と低血糖

　糖尿病患者と自動車事故の関連報告は多数ある．トロント大学の研究では，交通事故経験者のHbA_{1c}は低い傾向にあり，重篤な低血糖の既往者は交通事故リスクが4倍になると報告している[5]．わが国でも，自動車運転中の突然死の病歴例は，高血圧（53.2％），心疾患（37.5％），糖尿病（15.6％）の順となっており[6]，糖尿病は軽視できない事実がある．フィンランドの報告では，交通事故死亡者の10.3％は運転者の体調変化に起因していた[7]．カナダの報告では，交通事故死剖検例の9％で，運転者の冠動脈疾患が事故発生に結びついていた[8]．このように，交通事故死の約1割で，運転者の体調変化が事故原因となっている．そこで，糖尿病患者が運転中に体調変化をきたした場合，まず注意すべき病態は「低血糖」である．
　そこで，糖尿病の治療の中で，低血糖になりうる薬剤は以下のようである．

1 インスリン治療

　注射剤で低血糖の副作用が懸念されるのは，インスリン注射である．一方，同じ注射剤であるGLP-1（glucagon-like peptide-1）受容体作動薬は，単剤であれば血糖依存的に作用を発揮するため，低血糖の心配はない．1型糖尿病および2型糖尿病のいずれにおいても，インスリン治療による厳格な血糖コントロールは，重症低血糖の頻度を3倍増加することが報告されている[9)10]．われわれの研究でも，自動車運転中の低血糖経験者は，インスリン治療患者では22％おり，そのうち5人は低血糖が原因で交通事故を起こしていた[11]．インスリン治療，経口血糖降下薬，GLP-1受容体

作動薬の順に，運転中の低血糖や低血糖が原因の交通事故が多かった[12]．これは，現在までに報告されているわが国と欧米の研究結果と一致している[7)13)14]．しかし本研究では，インスリン治療が必須である１型糖尿病患者では，運転に対する注意意識が高いという現状がわかった（運転時の低血糖対策や運転前の血糖測定をしている率が高率であった）[11)12]．それは，１型糖尿病はそもそも低血糖頻度が多く，日常生活でも低血糖対策をしている人が多いことが挙げられる[15]．さらに，主治医から運転時の低血糖対処指導を受けている人が多いという本研究結果が，裏づけになっていると思われる[12]．したがって，１型糖尿病を含むインスリン治療患者には，運転中の低血糖に対する厳重な指導が必要である．

2 経口血糖降下薬

現在，わが国では７種類の経口血糖降下薬が発売され，使用可能であるが，低血糖を起こしやすいのは，SU（スルホニル尿素）薬である．また，超速効SU薬（速効型インスリン分泌促進薬；グリニド薬）も低血糖を起こす可能性がある．われわれの研究でも，SU薬を含む治療群では，他の治療より運転中の低血糖が高率であった．SU薬には低血糖の危険性があり，またその報告は多数ある[16)17]．特に，高齢者や腎機能障害者へのSU薬投与は，インスリン治療患者と比較しても，低血糖による緊急入院が多く，低血糖の遷延も多く認めたことをわれわれは報告している[18]．SU薬は，低血糖時に糖質摂取により血糖値がいったん上昇しても，30分ほどで再び低血糖を生じる「遷延性低血糖」を起こしやすい点も留意が必要である．

しかし，他の５種類の経口血糖降下薬（ビグアナイド薬，チアゾリジン薬，DPP-4阻害薬，α-GI薬，SGLT2阻害薬）は，単剤であれば低血糖を起こしにくい．しかし，これら５剤も，インスリンやSU薬やグリニド薬と併用すると，低血糖の頻度が増加する．

糖尿病合併症の予防の観点からも[19]，いかなるタイプの糖尿病にも，できるだけ早期から厳格な血糖コントロールと合併症のリスク管理が要求される．しかし，薬物治療をしている糖尿病患者では，少なからず低血糖になる可能性がある．また，今後，高齢化社会が進み，独居高齢者が増加し，ますます低血糖のリスクが高まる臨床現場で，低血糖を起こしにくい薬剤を選択することも，交通事故低減へつながると考える．

自動車運転の際に注意すべきこと

わが国では無自覚低血糖の発症頻度の報告はなく，したがって運転中の無自覚低血糖の発症頻度も不詳である．

低血糖発作を起こす可能性がある患者に人為的に対応できれば，自動車運転には何の問題もない．しかし，低血糖発作についての知識が乏しかったり，低血糖発作を起こしていることを承知のうえで対策をとらずに事故を起こした場合，今後その主治医や患者の責任問題となる可能性が高い．

米国糖尿病学会(American Diabetes Association，以下ADA)は，「糖尿病であっても運転を控える必要はなく，運転ができないかどうかは医師の判断によるべきである」という声明を，2012

（平成 24）年発表した[20]．ADA は，包括的禁止や規制には反対の姿勢をとっており，運転リスクを有する患者は，医師による評価を受けるよう，また低血糖が頻繁に起こる場合は主治医へ相談するよう勧めている．15 のメタ解析でも，糖尿病の人が自動車事故を起こす確率は，糖尿病でない人に比べて 12〜19％上昇にとどまる．大多数の糖尿病患者は，通常の生活を送っており，運転に支障はないとしている[21]．

さらに ADA は 2013（平成 25）年，「インスリン治療を行っている糖尿病患者が，安全に運転するための 7 ヶ条」を発表した[22]．

①運転前と長時間運転時には，一定間隔で血糖測定を行いましょう．
②運転時には，自己血糖測定器とブドウ糖を，常に側に置きましょう．
③低血糖のサインを感じたり，血糖値が 70mg/dL 未満の場合は，運転を止めて，車を安全な場所に停めましょう．
④低血糖を自覚したら，血糖値を上げやすい食品を取りましょう．
⑤血糖値が目標に達していることを確認してから，運転を再開しましょう．
⑥無自覚低血糖を経験していたら，運転を止めて，主治医に相談してください．
⑦網膜症や神経障害が起きている人は，主治医に相談してください．

以上より，運転中の指導以外に，ブドウ糖準備や血糖測定などの運転前の指導も非常に重要であり，周知していく必要がある．

7 患者への対応

2013（平成 25）年 6 月 14 日，病気の虚偽申告をした場合の罰則を盛り込んだ改正道交法が公布された．これは，公安委員会が一定の病気（無自覚性の低血糖も含む）の症状などを質問することが可能となり，運転に支障がある症状を虚偽申告した者には罰則が適用される．また，医師は任意で，患者の診断結果を公安委員会に届け出ることが可能な制度も設けられた．したがって，運転に支障をきたす病気を有する運転者への対策が，かなり強化された．

そこで，自動車運転をする糖尿病患者への注意喚起と指導を以下にまとめる．

①「わたしは糖尿病です．」カードを携帯する（）．

　このカードは，日本糖尿病協会が発行し，無料で糖尿病患者に配布している．カードの記載内容は，「意識不明になったり，異常な行動が見られたら，わたしの携帯している砂糖（ブドウ糖），またはジュースか砂糖水を飲ませてください．それでも回復しない時は，裏面の医療機関に電話して指示を受けてください．」と記載されている．

②糖尿病薬の把握・理解

　現在投薬されている糖尿病薬が，低血糖になる可能性がある薬剤なのか否かを，自身で把握しておく必要がある．低血糖になる可能性がある薬剤の場合，その薬効がどのくらい持続するのか（内服後あるいは注射後，何時間効果が持続するのか）を，主治医に確認しておく必要がある．

③ブドウ糖の携帯，車中にも保管

図1 「わたしは糖尿病です.」カード

　低血糖の際に対処できるブドウ糖を常備し，携帯しておく指導が必要である．また，車中では粉状のブドウ糖では対応が難しい場合に備えて，ゼリー状のブドウ糖やブドウ糖含有率の高いジュース（ファンタグレープ® 20.0g/350mL，ファンタオレンジ® 18.9g/350mL）を準備しておく場合もある．

④運転前の血糖測定をする．
　自己血糖測定器を持っている患者は，食前や食間，長距離運転時は，運転する前に血糖測定を実施することを勧める．血糖値は100mg/dL以上であることが望ましい．血糖が低い場合は補食をしたり，運転を控える対処が必要である．

⑤低血糖時には，すぐに車を停車させる．
　無自覚低血糖を除き，低血糖は通常前兆があるため，少しでも症状が現れたら，すぐに運転を停止する義務がある．実際，わが国での低血糖による自動車事故の判例報告では，自動車運転過失致死傷や業務上過失致死で，有罪判決が下された例が多数ある[23]．それは，「低血糖の前兆を自覚できたのに，その時点で運転を中止せず，その後事故を起こした」「血糖値を自分でコントロールできたのに，運転前の糖分補給を怠り，事故を起こした」という理由からである．さらに，職業運転者の場合は，会社が行政責任を問われる場合もある．したがって，低血糖の前兆や低血糖症状が出現した際には，すぐに運転を止めて，車を安全な場所に停める対策をとらなければならない．

⑥運転の再開は慎重に行う．
　低血糖症状が消失し，血糖値が目標に達していること（血糖値100mg/dL以上）を確認してから，運転を再開するよう指導する．

　当糖尿病センターでも，栃木県警察本部・栃木県運転免許センターが発行しているポスターを貼り，実際に啓蒙活動に努めている．
　今後は，主治医の積極的な指導介入，患者自身の意識向上，かつコ・メディカルを含めたチーム医療による啓発・教育，公開講座などの社会支援が，低血糖による自動車運転事故の低減につながると考える．われわれ内分泌代謝医も，自動車運転時の低血糖に対する注意喚起や予防策の指導を，繰り返し努めるべきであると痛感している．

1) 厚生労働省：平成 24 年国民健康・栄養調査．http://www.mhlw.go.jp/bunya/kenkou/eiyou/h24/-houkoku.html
2) IDF Diabetes Atlas, Seventh Edition. International Diabetes Federation, 2015
3) 警察庁交通局運転免許課：平成 28 年版 運転免許統計．http://www.diabetes.org/
4) Cryer PE：Mechanisms of hypoglycemia-associated autonomic failure in diabetes. *N Engl J Med* **369**：362-372, 2013
5) Redelmeier DA, et al：Motor vehicle crashes in diabetic patients with tight glycemic control：a population-based case control analysis. *PLoS Med* **6**：e1000192, 2009
6) 一杉正仁：運転中の突然死剖検例の検討．日交通科会誌 **7**：3-7, 2007
7) Tervo TM, et al：Observational failures/distraction and disease attack/incapacity as cause(s) of fatal road crashes in Finland. *Traffic Inj Prev* **9**：211-216, 2008
8) Oliva A, et al：Autopsy investigation and Bayesian approach to coronary artery disease in victims of motor-vehicle accidents. *Atherosclerosis* **218**：28-32, 2011
9) Diabetes Control and Complications Trial Research Group, Nathan DM, et al：The effect of intensive treatment of diabetes on the development and progression of long-term complications in insulin-dependent diabetes mellitus. *N Engl J Med* **329**：977-986, 1993
10) Hemmingsen B, et al：Intensive glycaemic control for patients with type 2 diabetes：systematic review with meta-analysis and trial sequential analysis of randomised clinical trials. *BMJ* **343**：d6898, 2011
11) 松村美穂子・他：糖尿病患者における自動車運転中の低血糖発作の実態―低血糖発作による交通事故低減への啓発―．糖尿病 **57**：329-336, 2014
12) 松村美穂子・他：自動車運転中の糖尿病患者の低血糖発作．日交通科会誌 **13**：10-17, 2014
13) 安田圭吾・他：糖尿病患者における自動車事故の実態．糖尿病 **49**：180, 2006
14) 林　慎・他：糖尿病患者における自動車運転状況および低血糖の実態．糖尿病 **49**：180, 2006
15) Cox DJ, et al：Progressive hypoglycemia's impact on driving simulation performance. Occurrence, awareness and correction. *Diabetes Care* **23**：163-170, 2000
16) Gitt AK, et al：Prognostic implications of DPP-4 inhibitor vs. sulfonylurea use on top of metformin in real a world setting-results of the 1 year follow-up of the prospective DiaRegis registry. *Int J Clin Pract* **67**：1005-1014, 2013
17) Gul M, et al：The effectiveness of various doses of octreotide for sulfonylurea-induced hypoglycemia after overdose. *Adv Ther* **23**：878-884, 2006
18) 柳　一徳・他：当院における遷延性低血糖発生の要因と病態の解析．第 84 回日本内分泌学会学術総会 , 2011
19) UK Prospective Diabetes Study (UKPDS) Group：Intensive blood-glucose control with sulphonylureas or insulin compared with conventional treatment and risk of complications in patients with type 2 diabetes (UKPDS 33). *Lancet* **352**：837-853, 1998
20) Lorber D, et al：Diabetes and driving. *Diabetes Care* **1**：81-86, 2012
21) Cox DJ, et al：Diabetes and driving safety：science, ethics, legality and practice. *Am J Med Sci* **345**：263-265, 2013
22) American Diabetes Association Position Statement (2013). *Diabetes and Driving* **36**：80-85, 2013
23) 馬場美年子・他：糖尿病による意識障害に起因した自動車事故例の検討―本邦判例からみた運転者の注意義務と予防対策について―．日交通科会誌 **11**：13-20, 2011

11 意識障害

1 意識障害とは

"意識障害"は疾患名ではなく，症状（症候）であり，その主体は意識レベル（覚醒レベル）の低下（悪化）であるが，それ以外にも意識内容の変容，意識の狭窄の2要素を含む．意識障害は一次性脳障害（脳自体に障害が存在する）または二次性脳障害（脳以外の精神疾患を含む臓器や機能障害）により，脳の正常な機能が阻害されて生じるため，意識障害をきたす疾患は多岐にわたる．

意識障害の中でも，重症度と緊急度に直結するのは意識レベルの低下であり，意識障害そのものを指すことが多い．意識レベルの低下をその初期段階で把握すること，その低下スピードを見極めることが臨床上重要である．

意識内容の変容とは，自分自身のことや，今自分の置かれている状況の把握ができなくなっている状態を指す．意識レベルの低下は存在しないかあっても軽度である．大脳皮質の機能障害によって起こり，知能低下，記銘力低下，精神症状などを呈する．急性にも，慢性にも起こりうる．多くは精神疾患，発達障害などで生じるが，電解質異常，前頭葉近傍の髄膜腫などの良性腫瘍，辺縁系脳炎（卵巣奇形腫関連傍腫瘍性脳炎）などに合併して急性発症する場合もある．

意識の狭窄とは，意識レベルの低下は認められないが，自身の注意・関心の向かう方向が非常に限られており，それ以外のことに気を配ることができない状況で，状況の正確な把握や正しい判断ができない．恐怖，驚愕，強い不安など負荷の強い心因性反応として生じることが多く，解離性障害（いわゆるヒステリー）などでよくみられる．この病態が生じている間のエピソードについては，あとから覚えていないこともある．

意識清明とは，図1の広い円板に何の欠損もデコボコもない状況である．意識レベルの低下は，これがどんどん下に沈下していき，はっきりと目の覚めた覚醒状態から，少しずつ自分の置かれた立場がわからなくなり（見当識障害：今いる場所，現在の日時，そして周囲の人のことが正しく説明できない），意識レベルのよいときには暴れたり大声を出したりできても，徐々に自分からは話さなくなって，さらに声かけなどの刺激がないと目を開けなくなり，最後には強い痛み刺激によっても手足すら動かさなくなる．

意識内容の変容は，この円板の一部分や全体に穴が空いて裂けたりデコボコした状態といえる．記憶，記銘力，周囲への注意力，情報収集能力，状況把握，思考，評価，判断力などがゆがめられている．意識レベルの低下はないか，あっても軽度である．

意識の狭窄は円そのものが縮んで小さくなった状況であり，外界の情報が入力できず（あえて無視しているのかもしれない）正しい状況把握や思考，判断ができなくなった状態といえる．こちらも意識レベルの低下はない場合が多い．

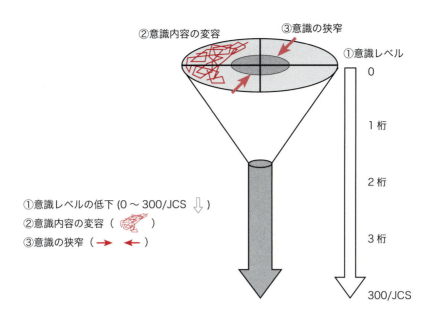

図1　意識障害の3つの要素

2　意識障害の定量的評価法

　意識レベルの低下を客観的に評価する方法がある．わが国で用いられているものに Japan coma scale(JCS)，世界的に広く使用されているものに Glasgow coma scale（GCS）がある．どちらも重症頭部外傷の予後を判定するために受傷時の意識障害を定量的に評価する目的で，ほぼ同時期に日本と英国で作成されたもので，JCS では3桁(100〜300)が，GCS では8以下が重症に分類される．

　JCS は3-3-9度方式とも呼ばれ，0〜300の10段階に分類され，わが国では救急隊員を中心に病院前救急医療で広く普及している．その特徴は，意識障害を軽度（目を開けている,覚醒している：1桁），中等度（刺激で目を開けることができる，覚醒できる：2桁），重症（覚醒できない：3桁）と一軸で捉え，さらに意識清明を0/JCSとして明記できるところであろう．その表記法を表1に示す．1/JCSと100/JCSは予後や重症度に100倍の違いがあるわけではなく，その意味では集計・平均など統計上の問題がある．

　一方，GCS は開眼（eye opening），声による反応（verbal response），運動による反応（best motor response）の3つの軸の合計点からなり（表2），最低点3〜最高点15の範囲で1点差ずつ表現されるため統計処理がやりやすい．最高点の15にはJCSの0と1が含まれる．すなわち意識清明と何となくはっきりしないという，医療者が感じる微妙な違いを表現することができない．

　新たにJCSとGCSの長所を取り入れた emergency coma scale（ECS）が開発されており，JCS，GCSを知っている検者が一度講義を受けたのちに模擬患者でECSを評価した場合，その正

表1 Japan coma scale (JCS)

桁	反応	スコア
1 覚醒している	意識清明	0
	だいたい清明だが今ひとつはっきりしない	1
	見当識障害がある	2
	自分の名前，生年月日が言えない	3
2 刺激により覚醒する	普通の呼びかけで容易に開眼する	10
	大きな声，または体を揺さぶることにより開眼する	20
	痛み刺激を加えつつ呼びかけを繰り返すと，かろうじて開眼する	30
3 刺激しても覚醒しない	痛み刺激に対し払いのけるような動作をする	100
	痛み刺激で少し手足を動かしたり顔をしかめる(除脳硬直を含む)	200
	痛み刺激に反応しない	300

R(restless):不穏　　I(incontinence):糞尿失禁　　A(apathetic):自発性喪失

表2 Glasgow coma scale (GCS)

観察項目	反応	スコア
開眼(eye opening)	自発的に開眼	4
	呼びかけで開眼	3
	痛み刺激で開眼	2
	まったく開眼しない	1
最良言語反応 (verbal response)	見当識あり	5
	混乱した会話	4
	混乱した言葉 (word)	3
	理解不能な音声 (sound)	2
	発声がみられない	1
最良運動反応 (best motor response)	命令に従う	6
	痛み刺激部位に手足をもってくる	5
	痛みに手足を引っ込める(逃避屈曲)	4
	上肢を異常屈曲させる(除皮質肢位)	3
	四肢を異常伸展させる(除脳肢位)	2
	まったく動かさない	1

答率は高く，予後との相関もよいことが示されている．その内容を表3に，ECS 判定のフローチャートを図2 に，ECS 3 桁と GCS の M の対照表を表4 に示す．

表3 ECS (emergency coma scale)

1桁　覚醒している（自発的な開眼・発語または合目的動作をみる）	
見当識あり	1
見当識なしまたは発語なし	2
2桁　覚醒できる（刺激による開眼・発語または従命をみる）	
呼びかけにより	10
痛み刺激により	20
3桁　覚醒しない（痛み刺激でも開眼・発語および従命がなく運動反射のみをみる）	
払いのける，刺激部位に手を持っていく	100L
脇を開けて曲げる，顔をしかめる	200W
脇を閉めて曲げる	200F
脇を閉めて伸ばす	200E
まったく反応しない	300

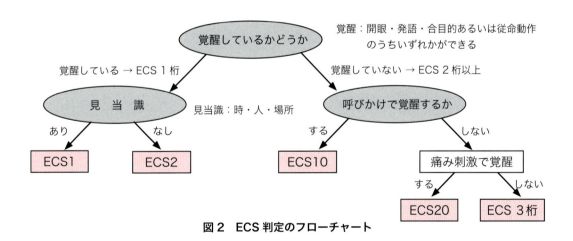

図2　ECS 判定のフローチャート

表4　ECS 3 桁と GCS(M) との比較

ECS 3 桁　痛み刺激に対して		GCS の M	
払いのける，刺激部位に手を持っていく	100L	疼痛部へ	5
脇を開けて曲げる，顔をしかめる	200W	逃避屈曲	4
脇を閉めて曲げる	200F	異常屈曲	3
脇を閉めて伸ばす	200E	異常伸展	2
まったく反応しない	300	まったくなし	1

L (localize)：痛刺激部位へ手足を持ってくる，W (withdraw)：痛みに手足を引っ込める，F (flexion)：上肢を異常屈曲させる，E (extension)：四肢を異常伸展させる

3 意識障害をきたす疾患とその鑑別

1 一次性脳障害と二次性脳障害

意識障害をきたす原因には，脳そのものの病変による一次性脳障害と，脳以外の原因により脳の機能が阻害されて起こる二次性脳障害がある．両者ともに発生数は多い．

2 二次性脳障害をきたす疾患

脳の重量は1,300g（体重70kgとすればその2%未満）であるが，血液の供給は心拍出量の20%を占めており，常に大量の酸素，ブドウ糖，それを運搬する血流を必要としている．このどれかが滞ると数秒～数十秒で意識障害が生じることになる．突然の酸素の供給低下は上気道閉塞や溺水，重症肺炎，一酸化炭素中毒で，ブドウ糖はインスリンの相対的過剰による低血糖発作で，そして血流低下は各種ショック（**心原性**：急性心筋梗塞，急性心不全，致死性不整脈，弁膜症／**心外閉塞性**：心タンポナーデ，肺塞栓，緊張性気胸／**血管内容量低下性**：重症外傷，消化管出血，大動脈解離／**血液分布異常性**：敗血症，脊髄損傷，迷走神経反射），縊頸（この場合は静脈還流も障害される）により生じる．これ以外にも，全身性の感染症からの敗血症性脳症（高サイトカイン血症に伴う脳細胞機能の直接障害と敗血症性ショックによる脳血流低下），Ⅲ度熱中症（脳の高体温と高サイトカイン血症），高度肝障害（肝硬変，急性肝炎など）や腎障害（AKI，尿毒症など）に伴う代謝性脳症，薬物の過量摂取や薬剤そのものによる副反応や相互作用，電解質異常などがある．

3 一次性意識障害をきたす疾患

脳そのものの障害によって意識障害をきたす疾患には，他稿でも記載のある脳卒中，頭部外傷，中枢神経感染症（脳炎や髄膜炎），てんかんなどがある．意識障害以外の特徴的な所見を有するものも多く，症状の一つ，そして重症度，緊急度を表す指標として意識障害は重要である．

4 救急外来における意識障害の鑑別 （図3）

意識障害を主訴とする症例であっても，まずは呼吸数，脈拍，血圧，体温のバイタルサインの確認とその蘇生（正常化）を最優先する．ABCすなわちA：airway気道の確保，B：breathing酸素化と換気，C：circulation循環の確認と適正化により，二次性の意識障害を鑑別する．痙攣が持続している場合にジアゼパムなどでこれを頓挫させる．血液ガスを含む採血結果から，CO_2分圧，COHb，血糖，代謝性アシドーシス，電解質，肝機能，腎機能，凝固系などの評価，心電図などの評価ののちに，一次性の意識障害の原因検索として頭部CT（まずは単純，必要に応じて造影とCTA）を安全に施行する．加えて，髄液検査，ホルモン血中濃度，アルコール血中濃度，尿中薬物定性検査，培養各種，そして既往歴など他医療機関受診歴とその内容，処方薬，現病歴の詳細な情報収集を行う．

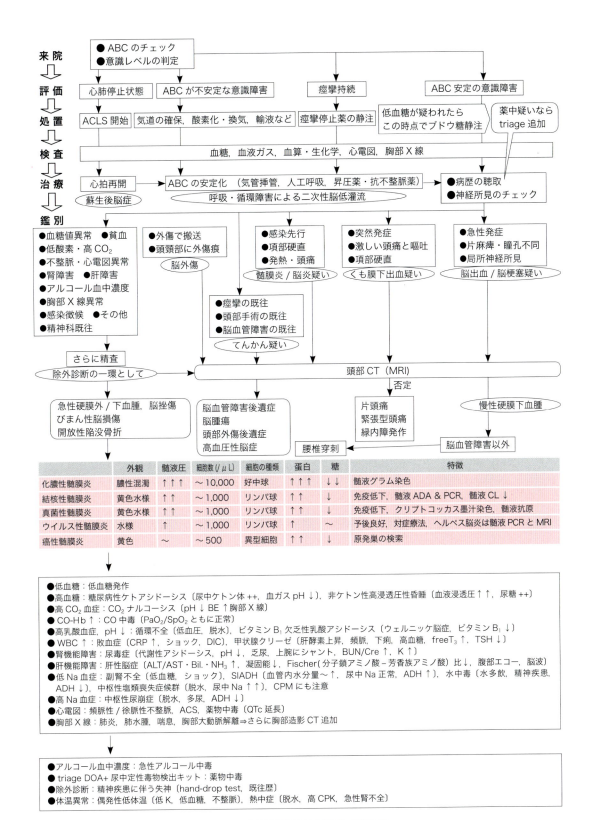

図3　意識障害患者の診察の進め方

意識障害と運転

　自動車の運転を事故なく安全に遂行するためには，意識は一点の曇りもない清明であることが望ましい．意識レベルの低下がある場合には運転することは許されない．ただ意識内容の変容や意識の狭窄は非常に軽微な意識障害であり，その存在を指摘するのは容易ではなく，「なんとなく変」「人付き合いが悪い」「怒りっぽい，すぐ切れる」「常識はずれ」「荒っぽい」などと表現される状況で，意識障害の有無の判断については豊富な経験を必要とし，経過観察のために時間をかけることもまた必要な手順である．

　それほど気をつけてその有無を判断するのは，自動車運転が，日常生活になくてはならない必需品であり，かつ人命をも奪う危険性のあるためである．事実，精神疾患やてんかん発作，脳卒中後遺症があっても，安全な運転を実践している人々もたくさんいる．魔女狩りにならず，また事故に巻き込まれる犠牲者が出ないようにするには，安全な運転のために必要な①本人を含めた運転前のチェックリストや②医療機関における丁寧な診察，ドライビングシミュレーターを用いた実地テストなどで，誰もが納得できる判断基準を作成する必要がある．

1) 三宅康史（編著）：特集 意識障害 緊急を要する病状・病態の初期診療と意識障害への初期対応．レジデント 3：5-106, 2010
2) 奥寺　敬・他：新しい意識障害評価法 ECS の開発．日本神経救急学会 ECS 検討委員会報告 2003．日本神経救急学会誌 17：66-68, 2004
3) Wakasugi M, et al：Development of New Coma Scale：Emergency Coma Scale(ECS). Kanno T(ed)：Minimally Invasive Neurosurgery and Multidisciplinary Neurotraumatology. シュプリンガー・フェアラーク東京, pp400-403, 2007
4) 救急救命士標準テキスト編集委員会（編）：重症脳障害 改訂第9版 救急救命士標準テキスト下巻．へるす出版, pp616-623, 2014

12 睡眠障害

1 はじめに

2002（平成14）年の道路交通法（以下，道交法）の改定により「重度の眠気の症状を呈する睡眠障害」は運転免許の拒否，取り消し，保留および停止の条件となる疾患の一つとなり，2014（平成26）年からは改正道交法により症状についての虚偽申請への罰則が強化され，医師は運転適性を欠いた患者を任意で公安委員会へ届け出ることができるようになった．さらに自動車運転死傷行為処罰法により，疾患による運転リスクを知りながら運転し人を死傷させた場合の刑罰が設定された．これらの制度の設定根拠は，自動車運転事故リスクを抑制するためにきわめて妥当であるが，患者が運転免許停止をおそれて医療機関の受診を避ける，公安委員会への届け出をめぐって医師・患者間の良好な信頼関係が崩れるような事態が生じるようでは逆効果になりかねない．患者が適切な診断・治療を受け安全に自動車運転を継続できるよう，医療者は過眠性疾患での運転事故リスクを把握し，過不足のない治療の提供や運転適性判定を行う必要がある．

本稿では代表的な過眠性睡眠障害である閉塞性睡眠時無呼吸と中枢性過眠症（ナルコレプシーと特発性過眠症）を中心に，疾患と運転事故リスク，運転問題の実態，運転事故対策のあり方について概説する．「重度の眠気の症状を呈する睡眠障害」を有する患者に対する眠気評価と運転適性判断の指標および検査手法とその解釈について，さらに過眠を呈しやすい睡眠習慣および睡眠障害治療薬の影響についても言及したい．

閉塞性睡眠時無呼吸と自動車運転リスク

1980年代に米国で閉塞性睡眠時無呼吸（obstructive sleep apnea，以下OSA）患者の運転事故リスクが高いことが指摘されてから，世界的にOSAと運転事故に焦点を当てた疫学的検討が蓄積された．各国からの報告データをもとにしたメタアナリシス研究において，対象人口の違いによりオッズ比の水準に差があるものの，ほとんどの報告でOSA罹患が運転事故の有意な関連要因であることが示されている[1]（図1）．このような傾向は職業運転者を対象としたメタアナリシス研究でも確認されている[2]．

OSAによって生じる眠気は，睡眠時の無呼吸低呼吸（呼吸イベント）に伴い睡眠が浅くなること，呼吸イベントの終了時に生じる微小覚醒反応により頻回に睡眠が分断されることが主因となるほか，無呼吸低呼吸に伴う間欠的低酸素血症も影響すると考えられている[3]．OSAでは重症度（apnea hypopnea index：AHI．睡眠1時間当たりの無呼吸および低呼吸の回数）が高いほど運転事故リスクが高い[4)〜8)]とされている．客観的な眠気指標である睡眠潜時反復検査（multiple

	rate ratio	lower limit	upper limit
Mulgrew	1.220	0.920	1.618
Barbe	2.570	1.304	5.065
Shiomi	2.342	0.237	23.151
Horstmann	8.719	6.179	12.303
Lloberes	2.720	0.342	21.645
Findley 2000	6.195	0.373	102.896
George	1.306	0.791	2.157
Stoohs	1.848	0.865	3.948
Haraldsson	1.551	0.641	3.754
Findley 1988	6.833	0.257	181.683
Fixed combined	2.427	1.205	4.890

図1　OSA 患者の運転事故リスク（健常者との比較・メタアナリシス）（文献1より引用，筆者改変）
OSA 罹患により運転事故リスクが増加することを示している．

sleep latency test，以下 MSLT．脳波計を用いて易入眠性を評価する検査）[9]も重症患者で眠気水準が高くなる（＝入眠潜時が短縮する）[10]．一方で自覚的眠気指標であるエプワース眠気尺度（Epworth sleepiness scale，以下 ESS）[11]の得点は OSA の重症度と明瞭な相関を示さず[12]，ESS と MSLT の結果は同一患者においてしばしば乖離する[10]．これらの結果は自覚的眠気の有無にかかわらず，自動車運転者（特に職業運転者）に対し OSA スクリーニング検査を行うことの妥当性を支持するものと言えよう．なお，米国睡眠医学会（American Academy of Sleep Medicine，以下 AASM）は職業運転者に対して「1. BMI 40kg/m² 以上，2. 就業中に倦怠感や眠気を有するか，または眠気に関連した運転事故歴や危険運転歴がある，3. BMI 33kg/m² 以上で2種類以上の降圧剤を必要とする高血圧症または2型糖尿病を有する」のいずれか1つ以上に該当する場合は，OSA 診断のための精密検査を施行するよう推奨している[13]．

　しかしながら，すべての OSA 患者で運転事故リスクが高いわけではないことにも留意が必要である．われわれの調査では，未治療の OSA 患者の過去5年間の居眠り運転事故に対し，AHI 40 回/時以上および ESS 16 点以上が独立して関連していた[14]．また，同様に職業運転者を対象とした研究においても，事故リスクとなりうる重度の過眠（MSLT の平均入眠潜時が5分以内）は，AHI 40 回/時以上，ESS 11 点以上と関連していた[15]．他の研究でも AHI と ESS 得点が高いことが独立して運転事故のリスク因子になることが確認されている[16][17]．言い換えると，OSA 重症度が軽症〜中等症（AHI が30回/時未満）かつ ESS 得点も低い症例では，OSA 自体によって居眠り運転事故を生じる可能性は比較的低いと考えられよう．

 閉塞性睡眠時無呼吸の運転事故対策

　OSA 治療の主体は在宅持続陽圧呼吸療法（continuous positive airway pressure，以下 CPAP）

	rate ratio	lower limit	upper limit
Barbe	0.407	0.370	0.447
George	0.333	0.231	0.482
Findley	0.090	0.005	1.631
Horstmann	0.255	0.232	0.279
Scharf	0.286	0.250	0.327
Yamamoto	0.039	0.002	0.649
Krieger	0.313	0.194	0.503
Cassel	0.188	0.131	0.267
Engleman(injury)	0.200	0.104	0.385
Fixed combined	0.278	0.223	0.348

図2　CPAP治療による運転事故リスクの改善（治療前との比較・メタアナリシス）（文献18より引用, 筆者改変）
OSAに対し適切にCPAP治療が行われると治療前と比し運転事故リスクが減少することを示している．

と口腔内装置（oral appliance：OA）であり，重症度に応じてその適応が検討される．いずれも対症療法のため，その治療効果には睡眠時の呼吸イベントの抑制効果とアドヒアランスが大きく影響する．OSAに対し適切にCPAPが行われると運転事故リスクが減少すること[18]（図2），またドライビングシミュレーターを用いた研究で運転パフォーマンスが改善することが確認されている[19]．CPAPのアドヒアランスについては一般的に4時間/日以上，使用日割合70％以上が推奨される傾向にあるが，これは必ずしも眠気水準の改善を保障するためのものではない．Weaverら[20]は，自覚的な眠気指標（ESS）の改善には4時間/日以上の，客観的な眠気指標（MSLT）の改善を目指すには6時間/日以上の，日中機能の改善には7.5時間/日以上のCPAP使用が望ましいと結論づけている．またAASMは，重症度の高いOSA患者では，1日CPAPを中止しただけでも事故リスクが上がる可能性があることについて注意喚起している[13]．さらに，睡眠時間の短さや眠気水準の高さが，OSAの重症度よりも強く居眠り運転や事故，ニアミスへ関連していること[21]，走行距離が長いほど運転事故リスクが高くなること[22,23]を踏まえると，OSAの居眠り運転リスクを下げるためには，厳密なCPAP使用の順守に加え，十分な夜間睡眠時間の確保や，長距離運転の際に適度な休息を確保し長時間運転を避けることも肝要と考えられる．

OSA患者において，CPAP開始後にも眠気が残遺する症例が2.4〜4.4％存在する[24,25]．このような症候は，睡眠障害国際分類第3版ではresidual hypersomnia in patients with adequately treated OSA（適切に治療されたOSA患者の残遺過眠）として記載され,その他の睡眠障害がなく,適切な睡眠時間を確保し，3カ月以上適切なCPAP治療（7時間/日以上使用）した後にもESSが中等度以上（11点以上）に上昇していること，MSLTの平均入眠潜時が8分未満（中枢性過眠症に準じた眠気水準）であることを参考基準としている[26]．睡眠習慣，環境，服薬や嗜好品の問題がなく，他の睡眠を妨害する病態の併存がない場合には，覚醒維持薬であるモダフィニル（100〜300mg/日）の投与が保険適用されている．ESS 11点以上の眠気を有するCPAP治療中の日本人OSA患者に対してモダフィニル200mg/日の投与によりESSや覚醒維持検査（maintenance of wakefulness test，以下 MWT．脳波計を用いて覚醒維持機能を評価する検査，詳細は後述）の結果の有意な改善が確認されている[27]．一方でわれわれは，CPAP 治療後の残遺眠気を有する日本人患者へモダフィニル 200mg を投与した場合，投与前の眠気水準が比較的重くない群（MWT の平均入眠潜時 14 分以上の群）においては，プラセボ群と比較して眠気水準の有意な改善がみられなかったことを報告している[28]．CPAP 治療後の残遺眠気の水準が比較的軽い症例にはモダフィニルの効果が得られない可能性があること，CPAP 治療後の残遺眠気は自然消失することがあることを念頭に置き，本剤の効果と必要性を慎重に吟味し，不必要に漫然と処方することのないよう注意したい．

中枢性過眠症と運転事故リスク

　明らかな睡眠妨害事象を認めず，十分な睡眠時間を確保しても重度の眠気を生じる睡眠障害として，中枢性過眠症〔ナルコレプシー（narcolepsy，以下 NA）と特発性過眠症（idiopathic hypersomnia，以下 IHS）〕が挙げられる．NA では頻回に眠気が高まり，かつレム睡眠の易発現性が高いという特徴があり，レム睡眠関連症状として金縛りや入眠時幻覚，情動脱力発作などを伴う場合もある．IHS では眠気は高まりやすいものの，レム睡眠の易発現性は健常者と同等であり，レム睡眠関連症状は伴わない．これらの睡眠覚醒機構の障害を有する中枢性過眠症でも居眠り運転リスクが高いことが報告されており[29〜31]，日本人の NA 患者を対象とした研究では，ESS 得点 16 点以上であることが運転事故歴と関連していた[30]．NA には type 1（情動脱力発作もしくは髄液オレキシン濃度が低値を呈するもの）と type 2（髄液オレキシン濃度が低値を呈さないもの）がある．未治療の中枢性過眠症の眠気水準は重症 OSA と同等あるいはそれ以上に高く，なかでも NA type 1 の眠気水準は NA type 2 および IHS と比較して高い[32]．

　中枢性過眠症では運転事故リスクの上昇が懸念されるが，NA や IHS は運転免許取得可能年齢である 18 歳以前に発症することが多く，本人または周囲が運転事故リスクを危険視して運転資格の取得を希望しないケースが多いため，運転の可否が臨床現場で問題となることは意外と少ない．詳細な一般人口疫学調査によって中枢性過眠症の居眠り運転リスクを検討した研究は少ないが，楽観はできないものの OSA（運転免許取得後に発症しやすく，とりわけ肥満を有する職業運転者に有病率が高い）に比べてその社会的な影響は少ないものと思われる．

中枢性過眠症の運転事故対策

　中枢性過眠症に対する治療は，現在のところ覚醒維持薬を用いた対症療法である．眠気水準が高いとされる NA type 1 においても，モダフィニルの服用により，ドライビングシミュレーター成績が改善すること[33]，実際の高速道路運転でも車体の側方への動揺が減少すること[34]が確認されている．

NAでは連続運転で眠気を生じやすくなる傾向があり，30分間のドライビングシミュレーター実験において，健常群では時間経過に伴う衝突率の増加傾向は認めないが，NA患者群では時間経過に伴い有意に衝突率が増加することが報告されている[35]．このことからみて，NA患者の居眠り運転リスクを下げるためには，厳密な服薬の順守に加えて，長時間の連続運転を避け，定期的に休憩をとるなどの工夫が重要であろう．

6 眠気の評価と運転適正の判断

　客観的な眠気の評価方法として，一般的には睡眠潜時反復検査（MSLT）および覚醒維持検査（MWT）が施行される．前者は主に各種過眠性疾患の重症度評価および鑑別診断に，後者は過眠性疾患の治療効果の判定や，運転を含めた社会生活に対する眠気の影響の水準の参考指標として用いられる．いずれの検査も検査環境の保持が容易でないため実施可能施設は限定的で，主に睡眠医療専門施設で行われている．なお，前者は健康保険適用されているが，後者は適用されていない．

　MSLTは日中に暗所で閉眼臥床させ入眠するよう指示した状況下で20分間脳波を記録し，4～5回のセッションの平均入眠潜時（易入眠性の指標となる）とレム睡眠出現潜時（NAに特徴的なレム睡眠易発現性の指標となる）を測定する．平均入眠潜時が10分以上を正常（病的眠気のカットオフは8分以下），5分未満は重度の眠気を有すると評価する．

　MWTは日中に完全な暗所ではなく微光下にて開眼座位で眠らないように指示した状況下で40分間脳波を記録し，4回のセッションの平均入眠潜時（覚醒維持機能の指標となる）を測定する．MWTの平均入眠潜時と，実運転での眠気に伴う車体の側方への動揺の頻度は逆相関すると報告されており[36,37]，現時点において平均入眠潜時34分以上で運転パフォーマンスには問題がなく，19分未満の場合には運転リスクが高いと評価する[36,38]．被験者がMWTの結果が運転適正判断の指標の一つとして扱われることを知っている場合，覚醒維持へのモチベーションが高まり平均入眠潜時が延長する可能性があるが，少なくとも眠気を過大評価する可能性はほぼ否定される[39]．なお，MSLTとMWTの平均入眠潜時は同一の傾向を示すとは限らない[40]ため，用途や目的に応じて検査を使い分ける必要がある．自覚的眠気指標であるESSやMSLT，MWTの各指標の眠気水準結果の乖離の原因については慎重に解釈すべきであろう．

　OSAやNAなどの過眠性疾患の事故リスクについては，患者の生活習慣や運転距離の影響を強く受けることを考慮し総合的な判断が求められる．これらの過眠性疾患の運転適正判断に関する各国の報告を表1[41]に示す．このように，客観的な眠気指標であるMWTが絶対的な切り札になっているわけではないことがわかる．現実的には過眠性疾患を有する患者と良好な治療関係を構築しながら，患者の睡眠衛生や生活習慣，勤務体制など全体的な背景を十分に把握するとともに疾患特性を考慮し，MWTは有効な補助的資料として活用すべきであろう．

表1 睡眠潜時反復検査(MSLT),覚醒維持検査(MWT)と運転免許に関する各国の報告
(文献41より引用,筆者改変)

	OSA	NA	
Australia	MSLT, MWT が客観的眠気評価方法として記載されている(基準値はなし).ESS 16〜24点で事故リスクが上がる.	診断のための MSLT についてのみ記載.	commercial driver には,medical standard として MWT, MSLT によって客観的眠気を測定し,治療コンプライアンスを確認せよとの記載.
Canada (Canadian Medical Association)	CPAP コンプライアンスを評価せよ,とのみ記載.	4倍事故が多いが,眠気よりも情動脱力発作,睡眠麻痺が関係していると記載.12カ月以内に情動脱力発作,睡眠発作があったもので MSLT で診断がついている者は運転させるべきでない.	MWT についての記載なし.
New Zealand	事故リスクとの関係と運転禁止,治療と運転再開,治療効果のフォローの必要性は記載.	事故リスクとの関係と運転禁止,治療と運転再開,治療効果のフォローの必要性は記載.	MSLT, MWT についての記載なし.
Texus ("Driving rules in Texus" Medical Advisory board:Department of State Health Services EMS Certification and Licensing)	National Highway Traffic Safety Administration に従い,重症(AHI>20)は治療が終わるまでは運転しないよう,軽症は AHI<10 かつ ESS<10 であれば運転可,中等症(10<AHI<20)は治療が終わって ESS<10 になれば可.重症例は MWT をクリアして治療効果を確認せよと記載あり.	治療効果を確認するまで3カ月は運転禁止.	OSA 重症例にのみ MWT の施行を勧告.driving test は睡眠障害以外の部分で記載.
U.S. ("OSA and commercial motor vehicle driver safety" by U.S. DEPARTMENT OF TRANSPORTATION, FEDERAL MOTOR CARRIER SAFETY ADMINISTRATION)	事故のリスク因子として日中の眠気が記載されているが,評価方法としては ESS のみで,MSLT, MWT にはよらないと記載.また,California 州では,MWT/MSLT の施行は臨床家の判断によるとのこと.		OSA と事故についてのエビデンスレポートにとどまる.
EU ("Sleepiness at the wheel" by French Motorway Companies and National Institute of Sleep and Vigilance)			眠気評価法として MSLT, MWT を記載.運転環境とは異なるが,主観的眠気と相関し睡眠不足を鋭敏に反映すると記載.

OSA:閉塞性睡眠時無呼吸,NA:ナルコレプシー
ESS:エプワース眠気尺度

7 過眠を生じうる睡眠習慣および睡眠薬の影響

　OSA や中枢性過眠症以外にも居眠り運転リスクを生じる可能性のある病態として，概日リズムの変調や睡眠不足が挙げられる．交代勤務者は睡眠覚醒リズムの変調に起因して夜間や早朝の勤務中および日中の過度の眠気をしばしば自覚する．連続労働時間が長いと眠気は強くなる傾向にあり，特に長時間交代勤務後の帰宅時の交通事故頻度が高い[42]．慢性的な睡眠不足状態が持続している睡眠不足症候群でも，眠気に関連する運転事故リスクは上昇する[43]．本人に睡眠不足の自覚がなくとも，無理に起きる必要のない休日に週日と比べて 2 時間以上長く眠っているようであれば，潜在的な睡眠不足の可能性を考えて，週日の睡眠時間を延長するよう指導すべきである．交代勤務や睡眠不足などの不適切な睡眠衛生や運転時の休憩不足による居眠り運転事故の絶対数は OSA や中枢性過眠症よりも多いため[44]，これらの重要性に対する注意喚起が必要であろう．

　睡眠障害の中で最も有病率の高い慢性不眠症も二次的な睡眠不足を生じうるが，日中の覚醒水準も高いため日中の過眠は OSA よりも目立たず，運転事故リスクについても一定の見解には至っていない．ただし，治療に用いる睡眠薬の翌日への持ち越し作用は運転事故リスクを増大しうる[45]．特に午前中の運転の際に，高用量，中・長時間型薬剤の持ち越し効果が問題視される[46]が，大半のベンゾジアゼピン類よりも半減期が短い Z-drug（ベンゾジアゼピン受容体作動薬・非ベンゾジアゼピン系薬）においても，運転事故との関連性が指摘されている[47]．ベンゾジアゼピン類や Z-drug よりも鎮静性が低いメラトニン受容体作動薬のラメルテオンやオレキシン受容体拮抗薬のスボレキサントにも持ち越し効果が報告されている．自動車運転をする不眠症患者に対して睡眠薬を処方する際には，作用時間，服用時刻，用量を十分に検討するとともに，眠気発現の個人差にも配慮が必要であろう．

8 おわりに

　過眠を呈する睡眠障害の運転問題の実態と居眠り運転事故リスク，治療が運転パフォーマンスに及ぼす影響，眠気の評価と運転適性の判定法について概説した．居眠り運転リスクは睡眠障害や薬剤の影響のみならず，不適切な睡眠衛生や疲労の影響を強く受ける．重度の眠気を生じうる睡眠障害を有する患者へは，適切な治療により運転パフォーマンスが改善しうることを伝えるとともに，生活習慣の適正化や，長時間運転を避け計画的に休憩や仮眠をとるなどの指導を疾患治療と並行して徹底する必要がある．

1) Tregear S, et al : Obstructive sleep apnea and risk of motor vehicle crash : systematic review and meta-analysis. *J Clin Sleep Med* **5** : 573-581, 2009
2) Garbarino S, et al : Risk of occupational accidents in workers with obstructive sleep apnea : systematic review and meta-analysis. *Sleep* **39** : 1211-1218, 2016
3) Banks S, et al : Factors associated with maintenance of wakefulness test mean sleep latency in patients with mild to moderate obstructive sleep apnoea and normal subjects. *J Sleep Res* **13** : 71-78, 2004
4) George CF, et al : Sleep apnoea patients have more automobile accidents. *Lancet* **2** : 447, 1987
5) Findley LJ, et al : Automobile accidents involving patients with obstructive sleep apnea. *Am Rev Respir Dis* **138** : 337-340, 1988
6) Sassani A, et al : Reducing motor-vehicle collisions, costs, and fatalities by treating obstructive sleep apnea syndrome. *Sleep* **27** : 453-458, 2004
7) Karimi M, et al : Impaired vigilance and increased accident rate in public transport operators is associated with sleep disorders. *Accid Anal Prev* **51** : 208-214, 2013
8) Basoglu OK, et al : Elevated risk of sleepiness-related motor vehicle accidents in patients with obstructive sleep apnea syndrome : a case-control study. *Traffic Inj Prev* **15** : 470-476, 2014
9) Littner MR, et al : Practice parameters for clinical use of the multiple sleep latency test and the maintenance of wakefulness test. *Sleep* **28** : 113-121, 2005
10) Fong SY, et al : Comparing MSLT and ESS in the measurement of excessive daytime sleepiness in obstructive sleep apnoea syndrome. *J Psychosom Res* **58** : 55-60, 2005
11) Johns MW : A new method for measuring daytime sleepiness : the Epworth sleepiness scale. *Sleep* **14** : 540-545, 1991
12) Sauter C, et al : Excessive daytime sleepiness in patients suffering from different levels of obstructive sleep apnoea syndrome. *J Sleep Res* **9** : 293-301, 2000
13) Gurubhagavatula I, et al : Management of obstructive sleep apnea in commercial motor vehicle operators : recommendations of the AASM sleep and transportation safety awareness task force. *J Clin Sleep Med* **13** : 745-758, 2017
14) Komada Y, et al : Elevated risk of motor vehicle accident for male drivers with obstructive sleep apnea syndrome in the Tokyo metropolitan area. *Tohoku J Exp Med* **219** : 11-16, 2009
15) Sasai-Sakuma T, et al : Cross-Sectional study of obstructive sleep apnea syndrome in Japanese public transportation drivers : Its prevalence and association with pathological objective daytime sleepiness. *J Occup Environ Med* **58** : 455-458, 2016
16) Arita A, et al : Risk factors for automobile accidents caused by falling asleep while driving in obstructive sleep apnea syndrome. *Sleep Breath* **19** : 1229-1234, 2015
17) Barbé PJ, et al : Automobile accidents in patients with sleep apnea syndrome. An epidemiological and mechanistic study. *Am J Respir Crit Care Med* **158** : 18-22, 1998
18) Tregear S, et al : Continuous positive airway pressure reduces risk of motor vehicle crash among drivers with obstructive sleep apnea : systematic review and meta-analysis. *Sleep* **33** : 1373-1380, 2010
19) Antonopoulos CN, et al : Nasal continuous positive airway pressure (nCPAP) treatment for obstructive sleep apnea, road traffic accidents and driving simulator performance : a meta-analysis. *Sleep Med Rev* **15** : 301-310, 2011
20) Weaver TE, et al : Relationship between hours of CPAP use and achieving normal levels of sleepiness and daily functioning. *Sleep* **30** : 711-719, 2007

21) Matsui K, et al：Insufficient sleep rather than the apnea-hypopnea index can be associated with sleepiness-related driving problems of Japanese obstructive sleep apnea syndrome patients residing in metropolitan areas. *Sleep Med* **33**：19-22, 2017
22) Filomeno R, et al：Developing policy regarding obstructive sleep apnea and driving among commercial drivers in the United States and Japan. *Ind Health* **54**：469-475, 2016
23) Quera Salva MA, et al：Sleep disorders, sleepiness, and near-miss accidents among long-distance highway drivers in the summertime. *Sleep Med* **15**：23-26, 2014
24) Guilleminault C, et al：Tiredness and somnolence despite initial treatment of obstructive sleep apnea syndrome (what to do when an OSAS patient stays hypersomnolent despite treatment). *Sleep* **19**：S117-S122, 1996
25) 林田健一・他：睡眠時無呼吸症候群治療後の残遺眠気について．睡眠医療 **2008**：175-180, 2008
26) American Academy of Sleep Medicine：The International Classification of Sleep Disorders, Diagnostic & Coding Manual 3rd ed．American Academy of Sleep Medicine, Darien, USA, 2014
27) Inoue Y, et al：Efficacy and safety of adjunctive modafinil treatment on residual excessive daytime sleepiness among nasal continuous positive airway pressure-treated Japanese patients with obstructive sleep apnea syndrome：a double-blind placebo-controlled study. *J Clin Sleep Med* **9**：751-757, 2013
28) Inoue Y, et al：Findings of the maintenance of wakefulness test and its relationship with response to modafinil therapy for residual excessive daytime sleepiness in obstructive sleep apnea patients adequately treated with nasal continuous positive airway pressure. *Sleep Med* **27-28**：45-48, 2016
29) Aldrich MS：Automobile accidents in patients with sleep disorders. *Sleep* **12**：487-494, 1989
30) Ozaki A, et al：Health-related quality of life among drug-naïve patients with narcolepsy with cataplexy, narcolepsy without cataplexy, and idiopathic hypersomnia without long sleep time. *J Clin Sleep Med* **4**：572-578, 2008
31) Philip P, et al：Sleep disorders and accidental risk in a large group of regular registered highway drivers. *Sleep Med* **11**：973-979, 2010
32) Sasai T, et al：Comparison of clinical characteristics among narcolepsy with and without cataplexy and idiopathic hypersomnia without long sleep time, focusing on HLA-DRB1(*)1501/DQB1(*)0602 finding. *Sleep Med* **10**：961-966, 2009
33) Findley LJ, et al：Time-on-task decrements in "steer clear" performance of patients with sleep apnea and narcolepsy. *Sleep* **22**：804-809, 1999
34) Philip P, et al：Modafinil improves real driving performance in patients with hypersomnia：a randomized double-blind placebo-controlled crossover clinical trial. *Sleep* **37**：483-487, 2014
35) Findley LJ, et al：Time-on-task decrements in "steer clear" performance of patients with sleep apnea and narcolepsy. *Sleep* **22**：804-809, 1999
36) Philip P, et al：Maintenance of Wakefulness Test, obstructive sleep apnea syndrome, and driving risk. *Ann Neurol* **64**：410-416, 2008
37) Sagaspe P, et al：Maintenance of wakefulness test as a predictor of driving performance in patients with untreated obstructive sleep apnea. *Sleep* **30**：327-330, 2007
38) Philip P, et al：Maintenance of wakefulness test scores and driving performance in sleep disorder patients and controls. *Int J Psychophysiol* **89**：195-202, 2013
39) Bonnet MH, et al：Impact of motivation on multiple sleep latency test and maintenance of wakefulness test measurements. *J Clin Sleep Med* **1**：386-390, 2005
40) Pizza F, et al：Daytime sleepiness and driving performance in patients with obstructive sleep apnea：comparison of the MSLT, and a simulated driving task. *Sleep* **32**：382-391, 2009
41) 井上雄一：閉塞性睡眠時無呼吸症候群の運転問題を考える．睡眠医療 **9**：21-26, 2015
42) Barger LK, et al：Harvard Work Hours, Health, and Safety Group：Extended work shifts and the risk of motor vehicle crashes among interns. *N Engl J Med* **352**：125-134, 2005

43) Komada Y, et al : Clinical significance and correlates of behaviorally induced insufficient sleep syndrome. *Sleep Med* 9 : 851-856, 2008
44) Asaoka S, et al : Excessive daytime sleepiness among Japanese public transportation drivers engaged in shiftwork. *J Occup Environ Med* 52 : 813-818, 2010
45) Menzin J, et al : A general model of the effects of sleep medications on the risk and cost of motor vehicle accidents and its application to France. *Pharmacoeconomics* 19 : 69-78, 2001
46) Roth T, et al : Meta-analysis of on-the-road experimental studies of hypnotics : effects of time after intake, dose, and half-life. *Traffic Inj Prev* 15 : 439-445, 2014
47) Barbone F, et al : Association of road-traffic accidents with benzodiazepine use. *Lancet* 352 : 1331-1336, 1998

13 がん

はじめに

　近年の医療技術の進歩に伴い，日々の生活活動とがん治療との両立を目指す患者も増加し，職域においても「がんを治療しながら就業する」ことが，当たり前の時代になりつつある[1]．しかし，公共輸送を担うさまざまな運転・操縦者が，がんに罹患した場合を想定すると，その治療中の乗務は単に個人の運転リスクにとどまらず，乗客や顧客の財産など安全が担保されるべき対象も脅かすことになりかねない．

　筆者ら[2]は，がんと診断され治療を継続しながら運転する動力車操縦者（鉄道運転士の法令上の名称で，以下運転士とする）の適性判断について，学術専門家を中心に鉄道産業医や実務者を交えた検討を経験し，現時点での共通認識をまとめる機会を得た．その内容は一般的な自家用運転者や公共性のある事業用自動車運転者などにも共通する情報を提供できるものと考え，そこでの議論を中心に紹介しながら「がんと運転」について考察していきたい．

がんに関する運転・操縦の適性判断（表1）

　がんを有する運転者が自動車運転の支障となる状態とは，「過労，病気，薬物，その他の理由で正常な運転ができない場合の運転の禁止」や「その他，自動車等の安全な運転に必要な認知，予測，判断又は操作のいずれかに係る能力を欠くこととなるおそれがある症状を呈する病気」に相当するか否かの判断が求められる．原則としては，運転者の主治医の診断書や，必要に応じ臨時適性検査などの専門家の意見をもとに判断されることとなる[3]．

　運転士においても，自動車の適性判断と同様に，「動力車の操縦に支障となる疾病，または身体機能の障害がないこと」と定められた項目に対する評価判断が必要とされ，原則として鉄道事業にかかわる責任ある産業医が，主治医との情報連携などを踏まえて運転の可否（医学適性）を判断することとなる[3]．

　航空操縦士では，航空身体検査マニュアル[4]の中で腫瘍の項目に詳細が記されている．現病としてのがんの診断や治療中に限らず，既往においても悪性腫瘍は原則不適合状態とみなされ，各交通輸送の運転・操縦者の身体適性の中で最も厳しい判断を求められる．これらの判断は国が定める指定医が行っているが，不適合状態の者でも詳細な検査結果をもとに一定の手続き申請により，個別の大臣判定により許可される場合もあることも記されている．

表1 がんと運転・操縦に関する適性判断

	がんにかかわる身体要件	法令の根拠
自動車運転者	自動車等の安全な運転に必要な認知, 予測, 判断又は操作のいずれかに係る能力を欠くこととなるおそれがある症状を呈する.	道路交通法第66条, 第90条, 第101条
鉄道運転士	動力車の操縦に支障となる疾病, または身体機能の障害がないこと.	動力車操縦者免許に関する省令
航空操縦士	不適合状態： 　悪性腫瘍又はその疑いがあるもの 　悪性腫瘍の既往歴があるもの 　悪性腫瘍にかかわる治療中のもの ただし, 不適合状態の者で, 治療後十分な経過観察期間を経て, 再発及び転移の所見がないものは, 国土交通大臣の指示により, 以後指定医で適合とすることを許可される.	航空局長通達による航空身体検査マニュアル

3　鉄道運転士の適性判断の考え方

「動力車操縦者の医学適性検査の判定に関するハンドブック（平成21年3月）」[5]は, その判断内容自体が法的根拠となりうるものではないが, 鉄道産業医が中心となって運転士の医学的な適性に係る共通認識を網羅的に示したものである[6].

その医学適性の判断によれば（表2）, がんと診断された運転士は, 担がん状態の疑いも含め, 治療中はもとより治療により完治・根治され, 再発などのリスクがほとんどないとされるまでは, 乗務に対する適性を満たさないと判断してきた.

運転士の適性判断とがん治療の背景を踏まえて, 2015（平成27）年度に健康起因の運転事故やがんの臨床・社会医学の第一線で活躍している専門家を交えて, 鉄道産業医, 事業者が集まってがんを有する運転士の適性について議論が交わされ, 報告書が策定された[2]. 先のハンドブック[5]と同様に法的拘束力のある内容ではないが, 鉄道産業医が運転士の適性を判断するうえでの重要な拠り所となり, 他の運転・操縦者の適性判断にも影響を与えるものと考える. 以下に同検討委員会で議論された内容を中心に考察する.

表2　がん治療と医学適性判断（従来）

(JR健康管理研究会：動力車操縦者の医学適性検査の判定に関するハンドブック（暫定版）―鉄道産業医のために―．
11-2．悪性腫瘍・術後について，p30，平成21年3月より一部抜粋引用，筆者改変）

1. 以下の状態は原則として動力車操縦者に適さないと考えるべきである．（絶対的制限）
   (1) <u>明らかに担がん状態のもの</u>（疑われるものも準ずる）
   (2) <u>抗がん剤を使用中のもの</u>
   (3) 臓器機能不全あるいはそれに類する状態のもの
   (4) 著しく乗務に差し支える術後状態のもの（臓器移植術後は基本的に不可例：嗄声，嚥下障害，摂食障害，ダンピング症候群，吸収不良症候群，直腸膀胱障害等）

2. 上記に準じて，以下の状態であれば動力車操縦に支障がある恐れがあるので危険因子の有無などを考慮しつつ慎重な判断が必要である．
   上記1．に該当しないもの

3. 判定の際の注意
   Performance Status Scale＊1以上のものは乗務不可．
   （＊：全身状態の指標の一つで，患者の日常生活の制限の程度を示す．）

4. 術後（手術あるいはそれに準ずる処置を行ったもの）
   <u>悪性疾患・腫瘍は術後6か月・良性疾患（良性腫瘍を含まない）は術後3か月を観察期間とし，乗務の適否を判断することを通例とするが</u>，定期（1回/月程度）の経過報告を義務付けることを条件に乗務可とすることもできる．

鉄道運転士におけるがん治療と合併症の考え方

　がん治療の3本柱は外科治療・放射線治療・抗がん剤などによる化学療法（免疫療法も含む）で，一般には単独あるいはそれらの組み合わせで実施される．ここでがん治療の3本柱について，運転への支障を考慮する合併症や副作用を主に取り上げる[2]．

1 外科治療

①根治切除が行われ，術前後の補助化学療法が不要な症例
②根治切除が行われ，術前後の補助化学療法を要する症例
③非根治の症例

　以上のような外科手術後の基本的な状況を踏まえると，③については引き続いて治療に専念できる環境を保ちつつ，職能（運転士以外の）を十分発揮できるような状況を作るべきであると考える．①について，適切な手術によりほぼ根治に至る病状があることは確かであるが，手術の根治度は病期だけではなく，がん種などにより予後に差があることも考慮すべきである．例えば，stage Ⅰの大腸がん治癒切除後の96.3％が根治していると考えられるが，膵臓がんのそれは56.7％にとどまる．一方②について，大腸がんのstage Ⅲ A/Ⅲ B期の5年無再発生存率は81.9％/50.2％で，胃

がんのⅡA/ⅡB/ⅢA/ⅢB期の同率は79.5%/65.3%/55.4%/44.9%と，50%以上あるいはそれ近くが根治されていると考えられる．根治切除が行われ，その後の補助化学療法による合併症や臓器不全，副作用が適切に管理できるならば，①と②は同等に取り扱いうる可能性がある．

また，個別のがん種の手術切除に伴う，運転支障となる一般的な機能障害については，胃切除後障害として早期・後期ダンピング症候群，Roux脚症候群，その他の消化器症状（胸焼け，嘔気，腹痛，膨満感，下痢，便秘など），特に早期ダンピング症候群にみられる全身症状（眠気，だるさ，冷汗，動悸，しびれ，失神など）は，運転支障となりうる重要な機能障害と判断される．大腸切除後障害としては，頻便あるいは便秘のような排便障害がある．直腸がん術後では機能的な排尿障害が，人工肛門の造設される部位（回腸終末に作製された場合）により多量の水様便の処理に追われることもある．

乳がんの術後機能障害では，上肢の運動障害，リンパ節郭清による浮腫などが挙げられる．これらは実際の運転作業条件などと運動能力との考慮が重要である．子宮頸がん進行症例の手術などで，手術時に膀胱や直腸への神経を一部損傷した結果，術後に排尿排便障害を起こすことがあり，長期化した場合には運転作業への配慮が望まれる．

前立腺がんは生検の結果，比較的悪性度の低いがんがごく少量のみ認められ，治療を開始しなくとも予後に影響が少ないと判断される場合に，代表的な腫瘍マーカーである前立腺特異抗原(prostate specific antigen，以下PSA)の数値などを参考に経過観察するPSA監視療法がある．この場合，従来の考え方からすると，がんを根治せずに日常生活に準ずる身体活動を長期に行いうることが可能で，担がん状態であっても適性を満たしうる条件に合致する場合がある．

頭頸部がんでは，その部位に発生した腫瘍および外科治療で呼吸・食事（咀嚼・嚥下），発声，味覚，嗅覚，聴覚などの重要な機能への障害を起こすばかりでなく，神経損傷による合併症が起こる可能性がある．

転移性脳腫瘍は全脳腫瘍の17.6%以上を占めるともいわれ[7]，肺がん（51%），消化器系がん（18%），乳がん（9%），腎・泌尿器系（5%）などが脳転移をきたしやすく，頭蓋内亢進による頭痛，吐き気，嘔吐の他に，突発的な意識障害や痙攣発作の原因にもなりうることから，これまでの運転の医学適性判断を考慮する場合に重要な要素となっていた．しかし，脳転移の頻度が高い肺がんや消化器系がんなど頭蓋内以外のがんを，その可能性が高いということで医学適性を満たさないと，一律に判断するべきではないと考える．

2 放射線治療

少なくとも根治目的の放射線治療中については，治療スケジュールを守ることや体調管理が必要なことから，その治療が優先されるべき時期と考える．外科治療や抗がん剤治療後で，再発予防を目的とする放射線治療では，治療スケジュールや体調管理に支障がないことを前提に，運転業務について主治医との調整のうえで適性を満たしていると判断できる．

放射線療法による副作用は，主に治療中に生じる急性期の副作用と，治療終了後，数カ月から数年を経過して生じる晩期の副作用に大別される．急性期の副作用は，そのほとんどが治療の終了とともに改善していくため，間欠的に放射線療法を行う場合は，おのおのの治療終了後に主治医の意

表3 照射部位における代表的な放射線療法による晩期の副作用

照射部位	副作用
頭部（脳）・脊髄	脳壊死，脳梗塞，視機能障害，聴力低下，下垂体機能異常，脊髄症，末梢神経障害
頸部	口内乾燥，味覚障害，口腔・咽頭粘膜潰瘍，咽頭狭窄，甲状腺機能低下
胸部・肺	肺炎，肺線維症
心臓	心外膜炎，心筋梗塞
食道	食道狭窄，食道潰瘍・穿孔
腹部・骨盤	肝臓や腎臓の機能低下，腸炎（慢性化），腸閉塞，腸の狭窄・潰瘍・穿孔，膀胱炎（慢性化），膀胱萎縮
骨	骨壊死，骨折

(三橋紀夫：放射線治療の有害事象．大西　洋・他（編著）：がん・放射線療法2010．篠原出版新社，表4，pp93-108，2010より一部抜粋引用，改変)

見を参考にしながら，運転に支障がないか判断することが望ましい．

また，放射線療法の晩期の副作用には，不可逆的なものがみられるため，治療部位や照射法によっては運転に注意が必要となる．照射部位における代表的な晩期の副作用を表3に示す[8]．この中で，頭部（脳）の照射後には特別な注意を要する．頭部に高線量の照射を受けると，記憶・判断力の低下，視機能の障害（視力低下や視野欠損など），聴力低下などが生じることがある．また頭頸部の高線量の照射を受けると，脳梗塞のリスクが高まるとされるが，これは放射線による脳や頸部の血管障害によるもので，突然の意識消失や痙攣発作にもつながることがある．

3 抗がん剤治療

化学療法に用いられる抗がん剤にはさまざまな種類があるが，臓器別の毒性などの種類により副作用や発症時期も多彩で[2]，手足のしびれなどの末梢神経障害の症状は，筆記などが困難になる場合もあり，繊細な運転作業の妨げになることを危惧する専門家も多い．

抗がん剤は注射・経口投与法にかかわらず，運転の支障が考慮されるべきであるが，職場復帰を果たして外来通院による治療の場面を想定すると，内服による副作用の添付文書情報が手がかりとなる．そこで，現在服用されている経口抗がん剤について，添付文書より自動車運転等による基本的な注意をクラス分類し，さらに運転をするうえで注意すべき副作用例を表4にまとめた[2]．

クラスA：添付文書に運転についての記載がないか，十分に注意するにとどまるもの．
クラスB：運転の禁止を求めている薬剤のうち，明らかな運転事故報告のないもの．
クラスC：運転の禁止を求めている薬剤のうち，運転事故事例が報告されているもの．

経口抗がん剤の添付文書にある副作用の出現頻度には大きな差があり，程度も個人差が大きく，必ずしも自動車運転など危険を伴う機械の操作に関する記載内容とその頻度が一致しないことがみられた．抗がん剤を服用しながらの運転は一律に添付文書どおりに許可・制限するのではなく，実際に副作用がどの程度支障となるのかを客観的に評価して，適性を判断することが重要と考える．

　一方，がんの緩和医療でのオピオイド性鎮痛薬や制吐薬などの疼痛や抗がん剤の副作用を抑える薬剤などの併用についても，個別の事例に応じて同様に判断すべきではあるが，公共輸送の安全を踏まえて，自家用自動車運転の範囲において考慮されるべきとも考える．

　また注射薬の抗がん剤では，一部に水に溶けにくい性質を持つため，アルコールを含んだ液体に溶かして投与していることから（Ⅱ-16「薬剤」，表3，152頁参照），同剤の投与後の運転は禁止とされている[2]．

表4　経口抗がん剤と運転上注意すべき副作用（慶應義塾大学薬学部実務薬学講座 木津純子教授より提供）

〔一般社団法人日本鉄道運転協会：乗務員の適性・資質に関する総合評価委員会報告書（医薬品・治療部会），pp76-80, 表8-6「経口抗がん剤と医学適性判断（1）～（5），平成28年3月より引用，筆者一部改変〕

1. 殺細胞抗がん剤

商品名	一般名	添付文書クラス分類 記載なし	A	B	C	運転をするうえで注意すべき副作用例（※頻度不明）
エンドキサン®	シクロホスファミド	○				ショック※，アナフィラキシー※，めまい（0.1～5%）
プロカルバジン®	プロカルバジン	○				痙攣発作，嗜眠・浮動性めまい（1%未満）
テモダール®	テモゾロミド	○				脳出血※，アナフィラキシー※，めまい・意識障害・傾眠・痙攣（10%未満）
メソトレキセート®	メトトレキサート	○				ショック※，アナフィラキシー※，脳症※，眠気，眼のかすみ，めまい※
ゼローダ®	カペシタビン	○				激しい下痢※，心障害※，歩行障害※，脱力※
5-FU®	フルオロウラシル	○				激しい下痢※，意識障害※，歩行障害※
フルツロン®	ドキシフルリジン	○				激しい下痢※，歩行障害・意識障害（0.1%未満），眠気（5%以上）
フトラフール®	テガフール	○				激しい下痢※，意識障害（0.5%），傾眠（0.1%未満），胸内苦悶感（0.1～5%）
ユーエフティー(E)®	テガフール・ウラシル	○				激しい下痢※，意識障害・傾眠（0.1%未満）
ティーエスワン(TS1)®	テガフール・ギメラシル・オテラシルK	○				激しい下痢※，心筋梗塞※，意識障害※，めまい・流涙（0.1～5%）
ユーゼル®/ロイコボリン®	ホリナートCa	○				激しい下痢※，心筋梗塞※，意識障害※，ショック※
アルケラン®	メルファラン	○				ショック※，アナフィラキシー様症状※，めまい※
スタラシド®	シタラビン	○				発熱・倦怠感（5%以上）
ロイケリン®	メルカプトプリン	○				
フルダラ®	フルダラビン	○				錯乱※，痙攣※，脳出血※，めまい（5%以上）
ハイドレア®	ヒドロキシカルバミド	○				発熱・倦怠感（0.1～5%）
ベプシド®/ラステット®	エトポシド	○				倦怠感（10%以上）
ペラゾリン®	ソブゾキサン	○				倦怠感（0.1～5%）
ロンサーフ®	トリフルリジン・チピラシル	○				下痢（10%以上）
マブリン®	ブスルファン	○				

(表4つづき)

2. 分子標的薬

商品名	一般名	添付文書クラス分類				運転をするうえで注意すべき副作用例（*頻度不明）
		記載なし	A	B	C	
イレッサ®	ゲフィチニブ		○			急性肺障害（1〜10%），重度の下痢（1%未満）
タルセバ®	エルロチニブ	○				重度の下痢（1.1%）
グリベック®	イマチニブ		○（めまい，眠気，霧視）			ショック・アナフィラキシー（1%未満），めまい・傾眠・霧視（1%未満）
ネクサバール®	ソラフェニブ	○				出血（10%以上），急性肺障害※，めまい（1〜10%），ショック※
スーテント®	スニチニブ		○（めまい，傾眠，意識消失）			高血圧（59.1%），鼻出血（23.7%），心不全（3.2%），てんかん様発作（1.1%），めまい・意識消失（2〜20%），傾眠（2%未満）
サレド®	サリドマイド			○（傾眠，眠気，めまい，徐脈，起立性低血圧）		脳梗塞（5%未満），嗜眠状態・傾眠※，痙攣，起立性低血圧※，眠気（5%以上）
タシグナ®	ニロチニブ			○（めまい，霧視・視力低下）		心筋梗塞（1.1%），めまい（1%以上），霧視・視力障害（0.5%未満）
スプリセル®	ダサチニブ	○				脳出血（0.8%），心不全（0.6%），めまい・霧視（10%未満）
タイケルブ®	ラパチニブ	○				下痢（50%以上），嗜眠・めまい（1〜10%），霧視（1%未満）
アフィニトール®	エベロリムス	○				急性呼吸窮迫症候群（0.2%）
レブラミド®	レナリドミド			○（疲労，めまい，傾眠，霧視）		脳梗塞（0.4%），心不全（1.2%），痙攣（0.1%），めまい（1〜5%），疲労・傾眠・霧視（1%未満）
ベサノイド®	トレチノイン	○				レチノイン酸症候群（呼吸困難など）（12.3%），錯乱※，視覚障害（5%以上）
アムノレイク®	タミバロテン	○				レチノイン酸症候群（呼吸困難など）（5%以上）
ポマリスト®	ポマリドミド			○（傾眠，錯乱，疲労，意識レベルの低下，めまい）		脳梗塞（0.3%），心不全（0.7%），疲労（10%以上），めまい（5〜10%），傾眠・意識レベルの低下・錯乱状態（5%未満）
ザイティガ®	アビラテロン	○				心障害※，眼精疲労・羞明・疲労（5%未満）
インライタ®	アキシチニブ	○				一過性脳虚血発作（0.8%），脳出血（0.3%），痙攣発作・嗜眠（0.3%），めまい・霧視・呼吸困難（1〜10%），下痢（50.8%）
ジオトリフ®	アファチニブ	○				重度の下痢（27.3%），心障害（0.8%），結膜炎（14.8%），霧視（1%未満）
アレセンサ®	アレクチニブ	○				傾眠・眼乾燥・疲労（10%未満）
ザーコリ®	クリゾチニブ		○（視覚障害）			心不全（0.1%），視覚障害（20%以上）
ラパリムス®	シロリムス（ラパマイシン）	○				アナフィラキシー※，めまい・疲労（5%以上）
ヴォトリエント®	パゾパニブ	○				出血（13.2%），網膜剥離（0.1%），疲労（30%以上），傾眠・めまい（5%未満）
ゼルボラフ®	ベムラフェニブ	○				羞明・霧視（1〜5%），疲労（43.7%），下痢（21.3%），めまい・嗜眠（1〜5%）
ボシュリフ®	ボスチニブ			○（浮動性めまい，疲労，視力障害）		重度の下痢（12.7%），心障害（6.3%），ショック・アナフィラキシー※，浮動性めまい・傾眠・結膜炎・眼乾燥（5%未満），疲労（10%以上）
ゾリンザ®	ボリノスタット	○				下痢・疲労（10%以上），めまい・失神（10%未満），霧視・倦怠感※
ジャカビ®	ルキソリチニブ	○				めまい（1〜5%）
スチバーガ®	レゴラフェニブ	○				下痢・疲労（10%以上），めまい（1〜10%）
レンビマ®	レンバチニブ		○（疲労・無力症・めまい・筋痙縮）			下痢・疲労（30%以上），無力症・めまい（10〜30%）

(表4つづき)

3. ホルモン薬

商品名	一般名	添付文書クラス分類				運転をするうえで注意すべき副作用例（※頻度不明）
		記載なし	A	B	C	
ノルバデックス®/タスオミン	タモキシフェン	○				視力障害・視覚障害※, アナフィラキシー※, めまい※
フェアストン®	トレミフェン	○				めまい（1%未満）
アリミデックス®	アナストロゾール		○（無力症,傾眠）			無力症・傾眠（0.1%未満）
アロマシン®	エキセメスタン			○（嗜眠・傾眠・無力症・めまい）		めまい・疲労（5%以上），傾眠※
ヒスロンH®/プロゲストン	メドロキシプロゲステロン	○				脳梗塞※, アナフィラキシー様症状※, めまい※, 筋痙攣※, 眠気
ビアセチル®	エストラムスチン	○				倦怠感・疲労※
フェマーラ®	レトロゾール		○（疲労・めまい・傾眠）			心不全※, めまい・疲労（1〜5%），傾眠（1%未満），霧視
エストラサイト®	エストラムスチン	○				心不全（0.17%），疲労（0.1%未満）
イクスタジン®	エンザルタミド		○（痙攣発作）			痙攣発作（0.2%），めまい・嗜眠（1〜5%），錯乱・幻覚（1%未満）
カソデックス®	ビカルタミド	○				めまい（0.1〜5%），傾眠（0.1%未満）
オダイン®	フルタミド	○				めまい・傾眠（1%未満）
プロスタール®	クロルマジノン	○				眠気（0.1%未満）
オペプリム®	ミトタン		○（めまい・嗜眠）			痴呆（0.21%），妄想（0.21%），歩行不安定（10%以上），めまい・嗜眠（1〜10%）
チオデロン®	メピチオスタン	○				

4. 免疫賦活薬

商品名	一般名	添付文書クラス分類				運転をするうえで注意すべき副作用例
		記載なし	A	B	C	
クレスチン®	PSK	○				
ベスタチン®	ウベニメクス	○				ふらつき感（0.1%未満）

5. その他の薬

商品名	一般名	添付文書クラス分類				運転をするうえで注意すべき副作用例（※頻度不明）
		記載なし	A	B	C	
アグリリン®	アナグレリド	○				心不全※, 出血※, 下痢・疲労（10%以上），めまい・錯乱・傾眠※
レナデックス®	デキサメタゾン	○				精神変調・痙攣※, 筋痙攣・疲労（10%以上），傾眠・霧視（10%未満）

がんと運転への適性の新しい考え方

　以上のがん治療と運転の知見を踏まえて，先の検討委員会[2]では，従来の担がん状態および抗がん剤治療を絶対不適応状態と限定せず，運転士に必要とされる業務全般を考慮しながら，がん転移や臓器浸潤および治療などによる機能障害，心肺機能や運動機能，精神・心理機能など，全身機能への合併症を勘案した適性判断を提案した．運転士の医学適性判断の基本的な指針をまとめると，「運転業務に支障となる機能障害や合併症を伴った悪性腫瘍（良性腫瘍も含む）は医学適性を満たさない．また，突発的な意識障害や痙攣など身体機能不全が想定される事例については，慎重に判断すること」となる．

　それぞれの輸送事業体や産業医間においても，個々のがんに対する適性判断の考え方などには相違がある．このような判断の差を尊重しつつ，公共輸送を担う運転の安全を重視する共通理解として，がん治療中の運転への適性判断を行う場合には，主治医と産業医が情報共有を密にして個別に対応することが肝要と考える．

 文献

1) 厚生労働科学研究費補助金がん臨床研究事業「働くがん患者と家族に向けた包括的就業支援システムの構築に関する研究班 企業のためのがん就業者支援マニュアル」(主任研究員　高橋　都). 2013
2) 乗務員の適性・資質に関する総合評価委員会報告書（医薬品・治療部会：がんと運転）．一般社団法人日本鉄道運転協会，平成 28 年 3 月
3) 笠原悦夫・他：職業運転とその適性判断．*Prog Med* **32**：1659-1664, 2012
4) 航空医学研究センター：航空身体検査マニュアル．http://aeromedical.or.jp/manual/
5) JR 健康管理研究会：動力車操縦者の医学適性検査の判定に関するハンドブック 暫定版．平成 21 年 3 月
6) 神奈川芳行・他：「動力車操縦者の医学適性検査に関するガイドライン作成検討委員会」の設置と検討課題について．交通医学 **61**：79-87, 2007
7) Neurologia medico-chirurgica：Frequency of tumors by primary cancer. General Features of Metastatic Brain Tumors (1984-2000) Part 1 Report of brain tumor registry of Japan 12th edition. https://www.jstage.jst.go.jp/browse/nmc/49/Supplement/_contents
8) 三橋紀夫：放射線治療の有害事象．大西　洋・他（編者）：がん・放射線療法 2010．篠原出版新社，pp93-108, 2010

14 眼疾患（緑内障など）

1 はじめに

　われわれは自動車を運転するとき，認知，判断，操作を繰り返し実施している．認知とはある対象を知覚し，判断するための重要な過程で，視覚的な知覚は，眼が捉えた視覚の情報が脳へ伝送され情報処理されることである．眼疾患を患い視覚に何らかの支障をきたすと，認知へ悪影響を及ぼすばかりではなく，いうまでもなく，判断，操作へも影響を及ぼすことにより，交通事故へ至る危険性が高まることが懸念される．

2 視野障害をきたす疾患

　眼疾患の中で緑内障は，視神経が障害される視神経疾患で，視野が狭くなり(視野狭窄)，部分的に見えない範囲(視野欠損)が生じるなどの視野障害の症状が現れる．緑内障の病態は，眼球内を循環する房水の流れが悪くなり，眼圧が高まって視神経が障害され，大きく急性緑内障と慢性緑内障に分けられる．

　急性緑内障の場合は，眼圧が急に高くなることで，視力が低下し，眼の痛みや頭痛，吐き気，嘔吐などの症状が現れる．緑内障の大部分を占める慢性緑内障の場合は，自覚症状が乏しく，慢性に経過するが，放置すると徐々に視力が低下し，視野が狭くなり，最悪失明に至ることもある．

　眼圧検査で眼圧が高いこと，眼底検査で網膜の視神経乳頭という箇所に陥凹があること，視野検査で構造変化に一致する異常があることの3点が確認されれば，緑内障と診断される．ただし，眼圧が基準内(21mmHg未満)の正常眼圧緑内障のほうが日本人には多いので，眼底および視野検査が大切である．緑内障は，たいていの場合，左右眼で症状に差があり，また進行が緩徐であること，視野の周辺から障害が進行して視力の低下が症状初期では現れないという特徴があるため自覚症状がわかりにくく，そのため，診断に至っていない潜在的な緑内障患者の存在が懸念されている．近年の緑内障に関する疫学調査[1]によると，40歳以上の20人に1人(約500万人)が罹患し，加齢とともに罹患率が上昇していると報告されており，高齢化が進む日本国内においては，さらに患者の増加が推定される．失明に至る病気の中では頻度の高い病気で，残念ながら治療によって元にもどることはなく，現在日本人の失明原因の第1位である．

3 緑内障と自動車運転

　緑内障は視野が欠けてくる病気であるが，車の免許は，視力が0.7以上であれば取得できる[2]．そのために，周辺の視野欠損が強くても，中心さえ見えていれば免許が取得できる．公共交通機関に乏しい地方都市では，通勤，通学，買い物などの日常生活には車は欠かせない移動手段となっている．車を運転できなければ，生活範囲もかなり限られる．そのために地方では，自動車運転に支障をきたす視野障害を自覚する場合でも，生活の必要に迫られて運転を継続し，安全確認不足が原因と考えられる交通事故を起こしている場合があると考えられる．また，緑内障患者は推定200万人と言われているが，実際に治療を受けている人は30〜40万人，それ以外の人は自分が緑内障であることにも気がついていないようである．

　視野障害が高度であるほど交通事故に至る可能性が高いと報告されており，視野障害が交通事故要因の一つではないかと考えられている．本人には見えているつもりでも，横からの飛び出しに気がつかなかったり，信号機を見落としたり，という重大な交通事故に結びつく可能性がある．

　緑内障を患っている人の交通事故率を調べたデータが発表されている[3]．自治医科大学が，通院中の緑内障患者の中で，緑内障以外に視力・視野障害をきたす既往がなく，かつ自動車運転免許（以下，免許）を取得できる良いほうの視力が0.7以上の視力をもつ36名を対象にして調べた結果では，6割が日常的に運転を行い，過去5年以内に交通事故を起こした人が27％，そのうち6割が事故後も車を運転していた．最も事故が多かった55歳の男性は物損事故3回，人身事故1回の計4回であった[3]．

4 緑内障と運転をめぐる訴訟

　視野と免許の問題について書いた朝日新聞旭川支社の記事[4]では，旭川で数年前，車にはねられて亡くなった方の遺族が，運転者に視野の大きな欠損があったことが事故の原因だったとして，民事訴訟を起こしている．

　新聞記事によると，交通死亡事故と運転者の視野欠損との因果関係を争点の一つとする民事訴訟が旭川地裁で審理中である．以下は記事からの抜粋である[4]．

　訴訟は2017（平成29）年3月に提起された．旭川市内で2015（平成27）年，車にはねられ死亡した当時50代の女性の遺族が，運転していた40代男性に重度の視野欠損があったため死亡事故につながったとして，男性に約2,900万円の損害賠償を求めている．男性側は「視野欠損は事故とは関係ない」と全面的に争っている．訴状などによると，事故は夏の日中にY字交差点で発生．先頭で信号待ちをしていた男性の乗用車が青信号で発進した直後，右から自転車で横断歩道を渡ってきた女性をはねた．女性は頭などを打って死亡．男性は自動車運転死傷処罰法違反（過失運転致死）罪で罰金の略式命令を受けた．免許は返納したという．

　原告側は，目の病気で視野が大きく欠けている自覚があった男性には，高度な注視義務があると

主張．現場交差点は歩行者信号が赤になってから車の進行方向の信号が青になるまで1秒しかなく，「交差点内に取り残された女性に事故の責任はない」としている．一方，被告側は，男性は左側の歩行者らに気をとられて右方向の確認がおろそかになったのであり，事故と視野欠損とは無関係と反論．女性が赤信号で高速度で横断したのが死亡の大きな要因だと主張している．

女性の長女と次女は朝日新聞の取材に応じ，「視野欠損があっても運転できる免許制度を変えて欲しい」と話している．現行の制度では，視野欠損があっても免許の取得や更新ができ，専門家から改善を求める声があがっている．警察庁は高齢運転者事故防止対策の中で，対応を検討中である．視野欠損は自覚症状が現れにくく，専門家は「40歳以上の人は一度，眼科の受診を」と促している．

交通事故と視野欠損の因果関係

前項で述べた訴訟例では，事故と視野欠損の因果関係が大きな争点になっている．

交通事故で視野欠損が問題とされた例としては，2012（平成24）年の奈良地裁判決がある．軽トラックを運転中に道路を渡っていた男性をはねて死亡させたとして，自動車運転過失致死罪に問われた奈良県の男性が，視野が狭くなる難病「網膜色素変性症」で「被害者を視認できなかった可能性がある」として無罪になった．男性は病気の自覚がなく，診断は起訴後だった．判決後，裁判官は現行の免許制度について「視力だけでなく，視野検査もするよう対策が必要だ」と述べた．

日本緑内障学会後期緑内障研究班[1]が，後期緑内障患者208名の免許取得割合と交通事故の経験について報告している．後期緑内障患者208名中，運転を続けているもの75名（36.1%），免許を返納したもの31名（14.9%），免許を保持しているが運転を行っていないもの2名（1.0%），それ以外は免許を持っていないという結果で，後期緑内障患者の36%が今でも車の運転を続けている．その75名の中で事故経験のあるものは15名であった（20%）．

緑内障や網膜色素変性症は，大部分の視野が欠けても中心の視力は保たれるため，通常の視力検査では視野の異常に気づかず，免許の更新も可能である．

2007～2010（平成19～22）年に受診した緑内障患者を調べたところ，症状が進んだ後期の患者29人中10人（34%）に過去5年間における事故歴があり，初期（7%）や中期（0%）の患者に比べ有意に多かったという[1]．

警察庁は，高齢運転者の事故防止対策の中で視野欠損についても検討しており，2016（平成28）年度には模擬的な視野検査も実施した．ただ，どの程度の視野が欠けると運転に支障が出るかについてのエビデンスはなく，2017（平成29）年の有識者会議でもさらなる検討が必要とされた．

5 緑内障患者への指導

　現在の免許の視力の合格基準は，警視庁ホームページ[2]によると表1のようであり，基準を満たせば，法的には運転が可能となる．

　図1の患者は44歳男性で，運転歴は26年，過去5年間に事故歴がある．仕事で納品のために週4日2時間運転をしている．以前，雨の日に信号のない交差点で車との接触事故を起こしたことがあるため，夜は運転しないようにしている．左眼視野は鼻側下部，右眼視野は鼻側上部の感度低下を認め，病期は後期であるが，両眼中心視野が保たれているため，矯正視力右眼は0.9，左眼は1.2を認める．日常生活視野に該当する両眼開放下の視野プログラムでは，それぞれの眼の視野狭窄部位を相補し合い，感度低下部位はかなり目立たなくなる．

　事故経験の有無と両眼の視野狭窄との関係は認められず，後期まで進行するとその程度に関係なく事故率は高いことになる．現状の免許取得の基準では緑内障が進行しても免許が取れるが，この結果を見てみると，緑内障が進行すれば自主的に返納したほうがよいと思われる．視野欠損があっても人間にはその欠けている部分を過去の経験から作ってしまう機能があり，見えていないのに見えているつもりになって，自分に視野狭窄があることを自覚していない場合も多い．

　視野欠損が進行すると，飛び出しなどの識別能力が落ちるのは事実であるが，運転中に目をよく動かすなどして全く事故を起こさず運転できている人もおり，一概には言えない．

　このため，ドライビングシミュレーターを使い，どの程度，どの部位で視野が欠けると事故を起こす危険が高まるか研究も進められている[1]．「問題は自覚がない人が多いこと」「車に気づかず道路を渡ってはねられるなど，被害者になる危険性も高まること」「40歳以上の緑内障有病率は5％と言われており，一度は眼科を受診してほしいこと」「警察も，視野欠損の状態で運転している人が意外に多い」こと[4]を知ってほしいと考える．

表1　各種免許の視力の合格基準（文献2より引用，改変）

原付免許，小型特殊免許	両眼で0.5以上，又は一眼が見えない方については，他眼の視野が左右150度以上で，視力が0.5以上である．
中型第一種免許（8トン限定中型），準中型第一種免許（5トン限定準中型），普通第一種免許，二輪免許，大型特殊免許，普通仮免許	両眼で0.7以上，かつ，一眼でそれぞれ0.3以上，又は一眼の視力が0.3に満たない方，若しくは一眼が見えない方については，他眼の視野が左右150度以上で，視力が0.7以上である．
大型第一種免許，中型第一種免許（限定なし），準中型第一種免許（限定なし），けん引免許，第二種免許，大型仮免許，中型仮免許，準中型仮免許	両眼で0.8以上で，かつ，一眼がそれぞれ0.5以上，さらに，深視力として，三桿（さんかん）法の奥行知覚検査器により3回検査した平均誤差が2センチ以内である．

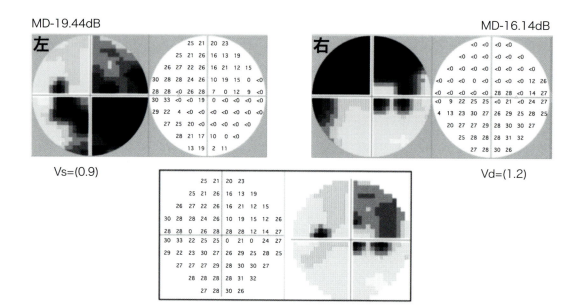

図1　視野狭窄を相補した後期緑内障の両眼視野

　眼疾患により，たとえ周辺視野が障害されても中心視野さえ保たれていれば視力は出て，逆に周辺視野の障害がなく保たれていても，ほんのわずかでも中心視野が障害されれば，視力は低下を認める．つまり，免許は，極端に言えば，自分の拳をまっすぐに伸ばした中心10度さえ視野が保たれれば，取得・更新が可能となる．糖尿病網膜症，加齢黄斑変性症などの黄斑部の障害のある眼疾患は，著明に視力低下を認め，そのため免許基準に引っかかり，取得・更新が困難となる．逆に，視力に比較的影響が少なく周辺視野より障害を認める疾患の代表の緑内障は，視力は維持されるため，免許基準を満たす場合が多く，免許を保持できる可能性が高い．

　視力，視野の関係を鑑みると，視力だけでなく，やはり「どの範囲がどれくらい見えていれば事故は防げるのか」という，視野に準じた免許基準の検討が必要だと思われる．

1) 鈴木康之・他：日本緑内障学会多治見疫学調査（多治見スタディ）総括報告．日眼会誌　112：1039-1058，2008
2) 警視庁：適正試験の視力の合格基準．http://www.keishicho.metro.tokyo.jp/smph/menkyo/menkyo/annai/other/tekisei03.html
3) 青木由紀・他：緑内障患者における自動車運転実態調査．あたらしい眼科　29：1013-1017，2012
4) 朝日新聞朝刊の道内版．2017年6月21日．http://digital.asahi.com/articles/ASK6P35D5K6PUBQU006.html?rm=668

15 妊　娠

 疾病の基礎知識

　世は自動車社会であり，いまや20〜30代のいわゆる生殖年齢の女性の大多数が運転免許を取得しており，妊娠中に自動車を運転することはまれではない．特にその傾向は電車やバスなどの公共交通機関が発達している都市部よりも郡部において顕著であり，自家用車は買い物などの日常生活だけでなく病院への通院にも必須のツールとして，多くの妊婦が分娩時期に近づいても自動車を運転する状況にある．

　妊娠自体は生命を継承する生理的な現象であり，他稿で論じているような疾病とは一線を画することから，妊娠期間を通して運転は可能と捉えられる．しかしながら，妊娠により女性の心身は変化することから，自動車の運転に関しても無視できない影響があることは否めない．

 自動車運転と妊娠

1 妊娠の運転に対する影響

　妊娠中の女性は非妊時と比較して多彩な症状を自覚する．オーストラリアで行われた117人の妊婦と119人の非妊婦を比較した縦断的研究によれば，頻尿，疲労，骨盤の圧迫感，不眠，腰痛が妊婦の5大症状であった[1]．妊娠の成立から妊娠13週6日までの第1三半期，妊娠14週から妊娠27週6日までの第2三半期，妊娠28週以降の第3三半期に分けて，妊娠期間別に頻度の高い症状を列挙すると，第1三半期では，疲労，悪心，頻尿，食欲低下，尿意切迫，第2三半期では，頻尿，疲労，腰痛，尿意切迫，物忘れ，第3三半期では，頻尿，疲労，骨盤の圧迫感，不眠，腰痛であり，分娩が終了した産褥期では，疲労，皮膚の乾燥感，落涙，物忘れ，腰痛と変遷した[1]．

　これらの諸症状のうち，疲労，頻尿，不眠，腰痛などは自動車の運転に影響があってもおかしくはないと考えられる．また，少数例ながら，妊娠末期から産褥期にかけて，視力・記憶力・反応時間を調査した研究では，妊娠末期と産褥期に視力と反応時間には大きな差は認められなかったが，妊娠末期には両者とも若干低下の傾向があり，産褥期に回復していた[2]．一方，記憶力も同様の経過をたどるが，産褥期の回復は他2者に比べて早かったとされる[2]．少数例のこの現象が一般的なものかは今後の検討を待つ必要があるが，記憶力よりも反応時間と視力のほうが安全な運転には必須であることを考えれば，妊娠による生理的機能の変化が運転に何らかの影響を及ぼす可能性はやはり否定できない．

　実際，妊娠中に事故リスクが上昇するという集団的コホート研究がある．カナダで50万人を対

象としたもので，分娩を基点にしてその前4年と後の1年の計5年間における自動車運転中の交通事故の発生を調査したところ，最初の3年間（すなわち妊娠成立前）と比較して，分娩前1年間（すなわち妊娠中）の事故リスクは，妊娠の第2三半期で42％増加し，最もリスクが高かったのは第2三半期の最初の1カ月，最も低かったのは第3三半期の最終月だったという[3]．

　先の研究[1]で妊娠の第1三半期の5大症状の中に悪心，食欲低下が含まれているように，妊娠の初期には俗につわりと呼ばれる一過性の悪心，嘔吐，食欲不振などの消化器症状が認められる．つわりは全体の50～80％が経験するとされ，妊娠5～6週に始まり，空腹時に増強し朝に具合の悪いことが多いことから morning sickness とも呼ばれるが，通常は妊娠12～16週までには自然に消失する．つわりの中で，悪心が持続して頻回に嘔吐し体重減少や脱水をきたすなど重症化したものを妊娠悪阻と呼び，食欲不振や脱水が高じて乏尿，蛋白尿，肝腎機能不全などをきたせば神経症状も出現することがある．妊娠悪阻の状態となれば運転にも支障が出る可能性がある．

　このつわりの時期を過ぎた妊娠中期は安定期と呼ばれ，精神的にも身体的にも落ち着いた時期とされる．したがって，妊娠が正常に経過していればこの時期の運転は特段に支障があるとは思えない．しかしながら，先のカナダの報告[3]では妊娠14～17週6日までの期間の運転が最も事故のリスクが高いという．つわりなどの症状が落ち着き体調が回復したことに伴う気の緩みによるものか，あるいは安定期とはいえ非妊時に比べれば疲労や眠気などの体調変化があることが原因かは判然としないが，一般的な安定期だから自動車の運転も安全だというわけではないことには留意する必要がある．

　一方，妊娠後期になると体型の変化も目立つようになる．体重が増え，お腹の張り出しは大きくなり，これを支えるために姿勢は反り返る．千葉県で行われた日常的に自動車を運転する妊婦134人に対する調査によれば，自動車に望むことは座席シートの幅が広いこと，ステップが低いこと，車両が大きいこと，座席シートが柔らかいこと，車高が高いことの順に多かった[4]．身重という表現があるように，身のこなしに対する変化が窺える．また，ハンドルとお腹までの距離が，妊娠6カ月では16 cmあるものが，妊娠9カ月では12 cmに短縮する[5]．これはハンドルの取り回しにも影響する可能性があるとともに，衝突時にハンドルに腹部をぶつけやすくなることもあり，運転が慎重になって妊娠末期の事故リスクが低いという先の結果[3]に結びつくのかもしれない．

　しかしながら，妊娠という現象によって生じる生理学的変化や症状が，自動車運転にかかわる運動能力や判断能力にどのような影響をもたらすのかは，実のところ詳らかではない．今後はドライビングシミュレーターを用いるなど，運転操作や技能に関する非妊時と妊娠時の比較，あるいは妊娠週数による変遷の検討が待たれるところである．

2　運転の妊娠に対する影響

　妊娠女性に現れるつわりや疲労感が，運転中に改善したり悪化したりするとは考えにくいこともあってか，運転中の妊娠女性の身体的変化を調べた報告はほとんど見当たらない．

　多数例の検討ではないが，妊娠28週以降の単胎妊娠の妊婦の運転前後と運転中の血圧や子宮収縮，胎児心拍数の変化を検討した研究がある．この研究では運転中に母体の脈拍と子宮収縮回数が減少しており，運転後30分の時点では子宮収縮回数，胎児心拍数の基線，母体の拡張期血圧が減

少していた．そのほかには有意な変化はなく，筆者らは自動車の運転が母児に悪影響を与えることはないと結論している[6]．その一方で，さらに少数例ながら，運転中は無自覚のうちに子宮収縮や血圧の上昇，胎児においても一過性の心拍数の増加をみるとの報告もある[7]．この報告では子宮収縮は発車時と停車時に集中しており，運転中には胎児心拍の一過性頻脈が増加していた．また 13 名中 8 名で収縮期血圧が運転中に 10 mmHg 以上上昇したという[7]．刻一刻と変化する交通状況に即応する緊張を強いられる運転が交感神経優位に導くことは想像に難くないことから，多くの健常妊婦では問題にならなくても，妊娠が引き金となって高血圧や蛋白尿などの病態を引き起こす妊娠高血圧症候群の素因のある女性や発症している女性などでは，リスクとなってもおかしくないのかもしれない．また，子宮収縮や出血，子宮頸管長短縮などの他覚的所見から切迫早産と診断されている場合には，運転や乗車は控えるのが無難と考えられる．

しかしながら，この分野でも今後データの構築や蓄積が求められよう．

3 事故による影響

妊娠中か否かにかかわらず，自動車事故はときに悲惨な結果を生む．当然のことながら，妊娠中に交通事故に遭えば骨折などの通常の交通外傷以外にも妊娠合併症のリスクが上昇する．主なものとして，胎児が未熟なまま分娩に至る早産のほか，子宮の中で胎児を包む卵膜が破れ羊水の流出をみる前期破水，胎児に血液を供給する胎盤がはがれる常位胎盤早期剝離などがある．おのおのの相対危険度は，早産で 1.23（1.19 〜 1.28），前期破水 1.32（1.21 〜 1.43），胎盤早期剝離 1.34（1.15 〜 1.56）と報告されている[8]．これらの合併症が生じる大きな要因としては子宮への外的衝撃が考えられ，ハンドルや自らの脊柱と接触した子宮が変形や収縮を起こし，脆弱な卵膜が破綻したり筋肉とは弾性の異なる胎盤が剝離したりするものと考えられる．このうち常位胎盤早期剝離は代表的な産科救急疾患であり，児のみならず母体死亡の原因ともなる緊急事態である．

こうした事態を避け母児 2 つの命を守るための対策として，安全運転を心がけるのはもちろんのこと，大切なのは妊娠中であっても正しくシートベルトを装着することである．運転中のシートベルトの効用については，運転中に事故に遭った妊娠 20 週以降のシートベルト非着用の 1,349 例と着用 1,243 例の妊婦を比較した縦断的後ろ向きコホート研究で，非着用者のほうが，低体重児の出生が 1.9 倍，48 時間以内の分娩が 2.3 倍に上昇することが指摘されており[9]，衝突試験用ダミーを用いた実験でも，シートベルトの着用が腹部のハンドルとの接触を防止する効果があることが実証されている[10]．こうしたデータから，日本産科婦人科学会と日本産婦人科医会の共同編集による産婦人科診療ガイドライン 産科編 2017 年版では，『「シートベルトの正しい装着により交通事故時の母体／胎児の死亡率低下が期待できる」と説明する．(A)』ことが推奨されている[11]．

また，国家公安委員会が作成する「交通の方法に関する教則」にも「妊娠中は，事故などの際の胎児への影響を少なくするために，腰ベルトのみの着用は行わず，腰ベルトと肩ベルトを共に着用するとともに，大きくなった腹部をベルトが横切らないようにするなど，正しくシートベルトを着用することが必要です．」と記載されており[12]，原則としてシートベルトの着用が義務づけられている．

ただし，2013 年に行われた札幌の多施設での妊娠 35 〜 37 週の 4,000 名弱の妊婦に対する調

査によれば，2,420名の回答者（回答率は61％）のうち，妊娠前は94％がシートベルト常時装着していたが，妊娠後は87％に有意に低下していた[13]．また，一杉ら[4]によれば，43％の妊婦はシートベルトの着用に圧迫感を持ち，12％の妊婦がシートベルトが身体にフィットしていないと回答したという．妊娠による体型の変化が生じる中で，シートベルト装着の不快さを感じていることがうかがわれる．しかしながら，シートベルトが子宮を横断する位置にあるような不適切な装着は，胎盤の剥離を惹起して胎児死亡を招くことも報告されており[14]，あくまで身体にフィットした正しい装着が肝要である．

なお，およそ3,000件の衝突事故をエアバッグ展開の有無で母児の予後を比較した後ろ向きコホート研究によれば，エアバッグ展開なしの1,141例（シートベルト装着率は86％以上）と比べて2,207例のエアバッグ展開群（同91％以上）では，予後に有意な差はみられなかった[15]．これはエアバッグよりもシートベルトの装着が重要であることを示しているように思われる．エアバッグ展開による胎盤の剥離例も報告されており[16]，エアバッグを使用する際には，頭部や腹部ではなく胸部に展開されるように，ハンドルから30 cm程度の距離を置き角度を調節することが推奨されている[17]．

3 患者への対応

　以上を総括すると，妊娠は他稿で論じているような疾病の範疇に含まれるものではなく，それ自体で自動車の運転を禁ずるものではない．しかしながら，妊娠中の女性が自動車を運転するにあたっては，妊娠による心身の変化を自他とも意識することが必要であるといえる．

　非妊娠時にはみられなかった感情の変化に加え，妊娠初期はつわりという妊娠に特有の不調があり，妊娠期間を通じて疲労や眠気を感じたり，子宮収縮をお腹の張りとして自覚したりすることも多い．こうした症状が強い場合には，運転を控えることが勧められる．もちろん切迫流・早産などの妊娠合併症を診断されている場合も同様である．

　また，妊娠中は頻尿や尿意切迫といった身体症状が出現するほか血液凝固能も亢進しているので，長時間の運転は避け頻回にトイレ休憩を取ったり，ストレッチなどで血栓予防に努めたりするのがよい．これは運転するしないにかかわらず，妊娠中の女性が自動車に乗車する際の心構えとして重要である．

　また，妊娠後期には体型の変化が著しく，腰痛が高じたりお腹がつかえてハンドルの取り回し操作にも影響を与えたりする可能性がある．腰枕の使用やハンドルの角度，シートの前後上下の調節など，無理のないドライビング・ポジションを工夫するとともに，シートベルトを適正に装着するよう指導する（図1）．どの席であれシートベルトの正しい装着こそが，万一の事故の際，母児を守ることのできる唯一の方法であり，これは乳幼児の安全のためには，国の安全基準に適合しているチャイルドシートを後部座席で，正しく着座，装着することが重要なのと同じである．

　ところで，妊娠末期になればいつ何時でも陣痛が起こりうるが，昼夜を問わず自動車を運転できる家人が他にいるとは限らない．自ら運転することは運転中に突然破水したり陣痛が本格的になっ

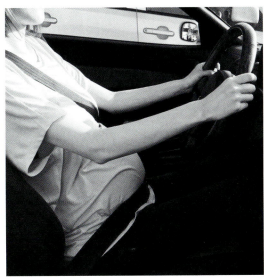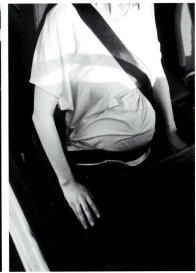

図 1 正しいシートベルトの装着と運転姿勢

　シートベルトは必ず肩ベルトと腰ベルトの両方を装着する．肩ベルトは，一方の肩から両乳房の間を通り他側の腰部低位置へ妊娠子宮の膨らみを避けて斜めに通す．腰ベルトは妊娠子宮の膨らみの下の位置で両側の上前腸骨棘と恥骨結合を結ぶライン上に通す．

　シートと身体の間に隙間ができないように深く腰かけ，ペダルを踏み込んだときの膝関節およびハンドルを握ったときの肘関節に余裕があるようにシートを調節する．

たりする可能性を考えれば避けるのが望ましい．最近ではタクシー会社に事前に登録をすませれば，陣痛時に病院まで送り届けてくれるいわゆる陣痛タクシーというサービスも全国的に広がりつつある．こうした妊婦支援策を積極的に利用することも促したい．

　最後に，産婦人科診療ガイドラインには「腹部外傷では軽症であっても早剥を起こすことがあり，特に子宮収縮を伴う場合，胎児心拍数モニタリングによる継続的な監視を行う．(C)」との記載があることを記しておく[18]．事故直後には異常が明らかでないにもかかわらず，時間経過とともに胎盤が剥がれ胎児死亡に至るようなケースが存在する[12]からで，事故に遭った妊娠女性に対しては，子宮収縮や胎児心拍の異常所見などの有無を観察するために，必ず産科併診を勧めてほしい．

1) Zib M, et al：Symptoms during normal pregnancy：a prospective controlled study. *Aust N Z J Obstet Gynaecol* **39**：401-410, 1999
2) 佐藤喜根子・他：マタニティドライビングに関する研究(第2報)―ドライビングによる妊婦の生理的変化．東北大学医療技術短期大学部紀要 **10**：51-57, 2001

3) Redelmeier DA, et al：Pregnancy and the risk of a traffic crash. *CMAJ* **186**：742-750, 2014
4) 一杉正仁・他：妊婦自動車乗員の快適性向上への対策　妊婦自動車運転手を対象にした調査解析．日本職業・災害医学会会誌　**59**：85-89，2011
5) Auriault F, et al：Pregnant women in vehicles：Driving habits, position and risk of injury. *Accid Anal Prev* **89**：57-61, 2016
6) Nakajima Y, et al：Fetal heart rate and uterine contraction during automobile driving. *J Obstet Gynaecol Res* **30**：15-19, 2004
7) 佐藤喜根子・他：マタニティドライビングが母親とその胎児に及ぼす影響（第3報）—運転中のCardiotocogramモニタリング．東北大学医療技術短期大学部紀要　**11**：115-120，2002
8) Vladutiu CJ, et al：Adverse pregnancy outcomes following motor vehicle crashes. *Am J Prev Med* **45**：629-636, 2013
9) Wolf ME, et al：A retrospective cohort study of seatbelt use and pregnancy outcome after a motor vehicle crash. *J Trauma* **34**：116-119, 1993
10) Motozawa Y, et al：Effects of seat belts worn by pregnant drivers during low-impact collisions. *Am J Obstet Gynecol* **203**：62.e1-8, 2010
11) 日本産科婦人科学会・他：産婦人科診療ガイドライン 産科編2017．日本産科婦人科学会，日本産婦人科医会，pp432-435，2017
12) 国家公安委員会交通の方法に関する教則．https://www.npa.go.jp/koutsuu/kikaku/kyousoku/index.htm
13) Morikawa M, et al：Seatbelt use and seat preference among pregnant women in Sapporo, Japan, in 2013. *J Obstet Gynaecol Res* **42**：810-815, 2016
14) Bunai Y, et al：Fetal death from abruptio placentae associated with incorrect use of a seatbelt. *Am J Forensic Med Pathol* **21**：207-209, 2000
15) Schiff MA, et al：The effect of air bags on pregnancy outcomes in Washington State：2002-2005. *Obstet Gynecol* **115**：85-92, 2010
16) Gherman RB, et al：Placental abruption and fetal intraventricular hemorrhage after airbag deployment: a case report. *J Reprod Med* **59**：501-503, 2014
17) The American College of Obstetricians and Gynecologists. Car safety for you and your baby. https://www.acog.org/-/media/For-Patients/faq018.pdf
18) 再掲11），pp186-190，2017

16 薬 剤

1 薬剤と運転についての原則

　さまざまな薬物を使用することで自動車の運転に支障が出ることは周知のことである．特に，国内では脱法ドラッグを使用した運転者が事故を起こすという報道が散見された．また，米国ではマリファナの使用を合法化する州があるが，これらの州とマリファナ使用を禁止している州で交通事故発生率が比較された．その結果，マリファナ使用を認める州で，これらの使用に起因する交通事故が有意に多く発生していたという[1]．薬物に関しての問題点は多いが，本稿では治療に用いられる薬剤を前提として話を進める．

　自動車の運転を規定する道路交通法（以下，道交法）において，薬剤の使用に関して触れられているのは道交法第 66 条の条文のみである．すなわち，「何人も，過労，病気，薬物の影響その他の理由により，正常な運転ができないおそれがある状態で車両等を運転してはならない」という規定である．道交法では，自動車運転者に対して自らの健康状態を良好に保つこと，そのために，運転操作に支障がない薬物を適切に用いることが自己責任として定められている．したがって，特定の薬剤を使用している場合に自動車運転ができないということは，一切記載されていないのである．

2 事故の原因究明

　2008（平成 20）年の 1 月に，走行中の高速バスが縁石に接触するなど不安定な走行状態に陥った．運転者はハンドルから手を放し，うつむいた状態になっていたという．そして，運転者は乗務前に感冒薬を内服し，運転中に朦朧としていたことがわかった．このような例では，内服した薬剤が運転操作に影響を及ぼしたことが強く疑われる．しかし，わが国では，専門家がすべての交通事故原因を細かく検証するシステムがない．特に死亡例では，生前の使用薬剤が不明であることが多く，どのような薬剤が関与していたかが判断できないことがほとんどである．本来であれば，死亡した運転者に対しては全例で血液中に含有されている薬毒物を検査すべきである．残念ながら，これが実施されているのは法医解剖される一部の死亡例のみである．すでに航空機事故では，死亡した乗務員の血液中における薬毒物検査が実施されており，薬物が操縦に及ぼす影響について検討が行われている．したがって，自動車事故の原因が「運転操作不適」「漫然運転」などと判断された例には，薬物の影響による事故が含まれているであろう．今後は，事故調査を行う際に，薬物の影響を念頭において情報収集を行う必要がある．

3 内服薬が関与した事故の実態

　薬剤の使用が自動車の運転に影響を及ぼした例を紹介する．まずは，臨床現場での検討である．交通事故で都内の救命救急センターに搬送された運転者を対象に，事故原因と使用薬剤の影響が検討された．その結果，意識消失が先行していた例として，向精神薬多剤内服後の運転，降圧薬の多剤内服による低血圧，常用薬の怠薬によるてんかん発作，インスリン注射による低血糖が挙げられた[2]．また，栃木県内の救命救急センターにおける前向き研究では，自動車運転中に意識消失した6人のうち，3人は糖尿病の低血糖が原因であった[3]．3人中2人はインスリンの自己注射を行っており，1人は2型糖尿病に対して内服薬を使用していた．残り3人のうち2人は，睡眠薬使用直後に運転したこと，1人は常用薬を怠薬したことによるめまい発作が原因であった．

　次に，医薬品医療機器総合機構の薬剤有害事象自発報告データベースを用いた検討がある．このデータベースには，2004（平成16）年以降に国内で発生した薬剤による有害事象症例が集積されている．安藤ら[4]は，このデータベースを用いて2004～2016（平成16～28）年における医薬品に起因すると考えられた交通事故例を分析した．すなわち，患者の訴えに基づいて，医師が内服した薬剤と交通事故との因果関係を否定できないと判断した例が対象である．なお，事故原因の検証が行われたわけではないので，信頼性には限界がある．その中で，最も多く報告されていたのが抗パーキンソン病薬であり，プラミペキソール塩酸塩による突発性睡眠が原因であった．以下，睡眠薬であるゾルピデム酒石酸塩，疼痛治療薬であるプレガバリン，禁煙補助薬であるバレニクリン酒石酸塩が挙げられていた（表1）．

　以上のように，まず，当該薬剤が適切に使用されていた場合でも，傾眠，めまい，意識消失など

表1　薬剤有害事象自発報告データベースによる交通事故に関連した医薬品

（安藤　剛・他：有害事象自発報告データベース（JADER）からみた医薬品による交通事故．日交通科会誌　16：46-51, 表2, 2016より一部抜粋，筆者改変）

分　類	医薬品名	交通事故報告件数	全報告件数
パーキンソン病治療薬	プラミペキソール塩酸塩水和物	47	545
睡眠薬	ゾルピデム酒石酸塩	46	1,617
疼痛治療薬	プレガバリン	35	2,928
禁煙補助薬	バレニクリン酒石酸塩	19	603
抗精神病薬	スルピリド	13	1,335
非麻薬性鎮痛薬	トラマドール塩酸塩, アセトアミノフェン	13	887
睡眠薬	ニトラゼパム	10	1,503

交通事故件数が10件以上のものに限る．

の副作用によって，運転に支障が生じることが挙げられた．そして，疾患の治療目的で処方されている薬剤が，適切に使用されていないことや使用量のコントロールが不良であることも事故の原因と考えられた．

各種薬剤を選択するうえで注意すべき点

1 向精神薬

抗精神病薬，抗うつ薬，抗不安薬，抗てんかん薬などは，鎮静作用や睡眠作用を目的に使用されることがあるので，服薬中にしばしば眠気やふらつきがみられる．薬剤の種類，服用量，半減期によって生じる作用は異なるので，まず，処方の際には患者に十分注意喚起を行い，本人に出現するさまざまな作用を確認する必要がある．また，使用方法に少しでも変更があった場合にも，同様に症状の変化を確認する必要がある．

2 生活習慣病の治療薬

糖尿病患者では，運転中に低血糖発作を起こすことがある．特に，自律神経障害者や低血糖を繰り返している人では，気づかぬうちに意識障害に陥ることがある．わが国で65歳以上の2型糖尿病患者15,000人以上を対象に行った調査によると，過去1カ月以内に低血糖発作があった患者は10.4％で，1年以内では21.1％にも上ったという[5]．郊外の病院に通院する糖尿病患者を対象にした報告によると，1型糖尿病患者の35.6％，インスリンを使用している2型糖尿病患者の13.8％，内服薬のみを使用している2型糖尿病患者の2.7％で運転中に低血糖の経験があった[6]．特に，複数の経口血糖降下薬を内服している患者では，空腹時に低血糖状態に陥る可能性がある．したがって，インスリン使用者に対してはもちろんのこと，糖尿病に対する内服治療を行っている患者に対しては，まず，運転中の低血糖予防に配慮する必要がある．

高血圧は心・脳血管系疾患のリスクファクターであり，運転中の病気発症を予防するうえでも厳格な降圧管理が重要である．しかし，降圧薬を内服している人では，低血圧による立ちくらみ，めまいが生じることもある．血圧には日内変動や季節性変動がみられるので，内服薬の投与初期や増量時には十分注意を払う必要がある．

3 抗アレルギー薬

かゆみを伴う疾患やアレルギー性疾患の治療に，抗ヒスタミン薬が用いられる．古くから利用されてきた第一世代の抗ヒスタミン薬の服用によって眠気，めまい，倦怠感などの副作用が高率にみられるが，第二世代の抗ヒスタミン薬は，その中枢神経系副作用と抗コリン作用が軽減されている．特に比較的新しい第二世代の抗ヒスタミン薬では傾眠の副作用が低い傾向にある．したがって，自動車を運転する人には，鎮静性が少ない第二世代の抗ヒスタミン薬が推奨される．しばらく薬剤を服用したうえで眠気や作業能力の低下がないかを確認し，服用者に最も合った薬剤，すなわち副作

用が少ない薬剤が選択されたうえでの自動車運転が望まれる．

4 抗がん剤

　抗がん剤の副作用は，下痢，嘔吐，手のしびれなどから骨髄抑制による白血球減少まで多岐にわたる．さらに，発現時期も，治療の1週間以内から3〜4週間後までとさまざまである．これらの症状によって，自動車の運転に必要な集中力を維持できないことがある．また，一部の抗がん剤は水に溶けにくい性質があるため，アルコールを含んだ液体に溶かして経静脈的に投与されている．外来化学療法を受ける患者は，車で通院することがある．したがって，抗がん剤にアルコールが含まれる場合には，事前に必ず説明する必要があろう．抗がん剤のパクリタキセルを投与されている患者の1/3以上では，溶解液にアルコールが含まれているので自動車の運転を控えるべきことを，医療従事者から説明されていなかったという[7]．自動車の運転を念頭に置いた患者指導が重要である．

5 眼科薬

　アセチルコリンのムスカリン受容体作動薬としてピロカルピンが，受容体拮抗薬としてアトロピンが知られている．前者は縮瞳をきたし，後者は散瞳をきたすが，眼科疾患の診断や治療に用いられる．また，緑内障治療薬で霧視が生じることがある．そのほか，副交感神経遮断薬（抗コリン薬）には，鎮痛や内視鏡検査時の消化管運動抑制を目的に用いられるブチルスコポラミン臭化物などがある．使用後に，抗コリン作用による眼症状や眠気などが出現することがある．

6 その他の処方薬

　肩こりや腰痛に対する筋弛緩薬であるが，骨格筋の過度の緊張亢進を改善させる効果がある．中でも中枢性の筋弛緩薬を内服すると，眠気やふらつきが出現することがある．禁煙補助薬にめまいや傾眠が，パーキンソン病治療薬であるドパミン受容体作動薬に突発性睡眠の副作用が報告されている．したがって，処方の際には注意を要する．

7 市販薬

　市販薬の一部には，眠気を惹起する成分が含有されている．特に，かぜ薬，鎮咳去痰薬，乗りもの酔い薬，アレルギー用薬，催眠鎮静薬などに含まれている．代表的なのはジフェンヒドラミン塩酸塩，d-クロルフェニラミンマレイン酸塩であり，第一世代の抗ヒスタミン薬に分類される成分である．市販薬の一部には眠気をきたす成分が含まれていることを，一般の人に広く啓発する必要がある．特に，日常的に自動車を運転する人に対しては，自らの判断で薬剤を選択するよりも，医師などに相談したうえで内服することを勧めたい[8]．

アドヒアランスを良好に保つ

　医師が処方した薬剤に対して，必ずしも患者が規則正しく服用しているとは限らない．したがって，計画どおりに疾患のコントロールがされないことがある．主要疾患ごとにアドヒアランスを比較したメタアナリシスでは，関節炎・リウマチでのアドヒアランスは81.2％，消化器系疾患では80.4％であったが，糖尿病は67.5％，睡眠障害は65.5％と低かった[9]．また，生活習慣病の治療薬に限ってアドヒアランスを比較したところ，抗血小板薬，降圧薬，高コレステロール治療薬，経口血糖降下薬の順に下がっていった[10]．したがって，残薬を確認することは，患者の疾病管理を行ううえで重要である．筆者は，ある地域における全法人タクシー運転者を対象に，体調管理の状況と体調変化に起因した事故の発生状況を検討した．その結果，定期的に医療機関に通院して既往疾患の治療を受けている人は，運転中の体調変化による事故やヒヤリハットを起こす率は有意に低かった[11]．したがって，通院患者に対してアドヒアランスを良好に保つ努力が必要である．

 薬剤添付文書の記載と問題点について

　医療用医薬品添付文書（以下，添付文書）は，医薬品医療機器等法で規定された製品説明書であり，医師，歯科医師および薬剤師に対する基本情報を企業が作成したものである．さて，添付文書内に，「眠気を催すことがあるので，本剤投与中の患者には自動車の運転等危険を伴う機械の操作には従事させないよう十分注意すること」（運転等禁止），あるいは「眠気を催すことがあるので，本剤投与中の患者には自動車の運転等危険を伴う機械の操作には特に注意させること」（運転等注意）と記載されている薬剤がある．レセプト情報データベースに基づく調査では，何らかの医薬品が投与された25歳以上の外来患者の73％が，これらの記載がある薬剤を投与されていたという[12]．このような患者に対して，すべて自動車の運転を禁止することは不可能である．もし，そうであるならば，ある一定の疾患を有する患者は自動車の運転ができないということになる．例えば，抗てんかん薬には，運転等禁止の記載がある．この添付文書の記載に従うならば，抗てんかん薬を内服している患者は自動車を運転できないことになる．しかし，疾患が良好にコントロールされ，安全運転をできる状態であれば，運転が法的に認められている．したがって，添付文書におけるこの表現はわが国で定められている法の記載と矛盾している．

　添付文書内にこの記載がある薬剤が，必ずしも眠気等の副作用の発現率が高いとは限らない．第二世代の抗ヒスタミン薬について，中枢神経系への副作用発現率と添付文書における自動車運転についての記載を検討した報告によると，表2のように自動車運転に関する記載がない薬剤でも，他の薬剤と同様の頻度で，傾眠や眠気の副作用が認められた[13]．さらに，同じ薬剤でも，海外で発売されているものの添付文書内には，運転等禁止や運転等中止の記載があるが，わが国における添付文書に，その記載がないものがあるという[14]．また，前項で紹介したが，表3にアルコールを含む抗がん剤とその添付文書における注意喚起について示す．アルコールを含有するにもかかわ

表2 第二世代の抗ヒスタミン薬における副作用発現頻度と添付文書における記載

(医薬品インタビューフォームおよび添付文書より引用)

一般名	調査時期	対象数	傾眠,眠気の副作用(%)	添付書類の記載
ケトチフェンフマル酸塩	承認前使用成績調査	2,081	13.1	運転禁止
		19,089	3.3	
オキサトミド	承認前使用成績調査	1,559	10.4	運転禁止
		6,629	3.5	
エピナスチン塩酸塩	承認前使用成績調査	2,326	2.84	運転注意
		6,117	0.59	
エバスチン	承認前使用成績調査	1,270	5.04	運転注意
		6,813	0.97	
セチリジン塩酸塩	承認前使用成績調査	1,396	6.02	運転禁止
		5,759	2.59	
ベポタスチンベシル酸塩	承認前使用成績調査	1,446	5.7	運転注意
		4,453	1.3	
フェキソフェナジン塩酸塩	国内・海外臨床試験	6,809	2.3	記載なし
オロパタジン塩酸塩	承認前使用成績調査	1,746	11.6	運転注意
		7,874	5.9	
ロラタジン	承認前臨床試験	1,653	6.4	記載なし

(木津純子:10. 抗ヒスタミン薬と自動車運転. 特集 自動車運転における疾病と薬剤の影響. *Prog Med* 32:1647-1651, 表1, 2012より引用, 筆者改変)

表3 投与時にアルコールが含まれる抗がん剤

一般名	溶解液中の純アルコール量	添付文書における注意喚起	
		アルコールについて	自動車運転について
メルファラン	0.4g	記載なし	記載なし
エトポシド	1.52g	記載なし	記載なし
パクリタキセル	6.67g	記載あり	記載あり
ドセタキセル水和物	0.72g	記載あり	記載なし
テムシロリムス	0.39g	記載あり	記載あり
エリブリンメシル酸塩	0.08g	記載なし	記載なし
フルベストラント	0.5g	記載なし	記載なし

らず，添付文書内に自動車運転に注意すべき記載がないものが多い．このように，添付文書の記載は，さまざまな面で整合性がとれていないと言わざるをえない．

2013（平成25）年5月29日付けで厚生労働省から，「添付文書の使用上の注意に自動車運転等の禁止等の記載がある医薬品を処方又は調剤する際は，医師または薬剤師からの患者に対する注意喚起の説明を徹底させること」との文書が発布された．これは，自動車を運転する人に配慮した薬剤の処方や服薬指導を徹底すべきことを強調しているのであり，筆者が述べていることと同様の主旨である．自動車運転は，患者の交通社会参加を可能にする重要な手段である．したがって，ある薬剤を内服しているからといって，一概に自動車運転を禁止することは妥当でないと考える．あくまでも，患者の生活に合った適切な薬剤を選択することが重要であろう．

7　適切な患者指導

原疾患のコントロールをまず優先すべきであり，そのために適切な薬剤が使用されなければならない．実務上は添付文書の記載を十分に考慮したうえで，主治医が患者に対して適切な処方薬を選択すべきである．副作用がまったくない薬剤は存在せず，また，副作用の発現については個人差があり，さらに同一人物でも体調に左右される．したがって，自動車運転に支障をきたす副作用が生じる可能性がある場合は，その旨，患者に情報提供を行う必要がある．これについては，医師法第23条に，「医師は診察した本人等に対し，療養の方法等必要な事項の指導をしなければならない」と記載されていることからも明らかである．

特に検査や診療の過程で薬剤を投与した際には，その旨を患者に説明する必要がある．そして，自動車の運転に支障をきたすおそれがある薬剤を投与する予定がある際にも，事前に説明するべきである．例えば，眼科の検査で，薬剤で散瞳させることがある．この検査の後に自動車を運転することは危険であり，したがって，事前に自動車を運転して来院しないような説明が必要である．このように，生活の一部である自動車運転に配慮した患者指導が求められている．

1) Insurance Institute for Highway Safety/Highway Loss Data Institute：Status Report 2016；**51**, December 8, 2016
2) 藤田　尚・他：英国における医師の通報ガイドラインに沿った運転者の体調変化に起因したわが国の交通事故の実態調査．*Prog Med*　**32**：2275-2282, 2012
3) 岩田健司：意識消失による自動車事故症例の検討．*Prog Med*　**32**：2271-2274, 2012
4) 安藤　剛・他：有害事象自発報告データベース（JADER）からみた医薬品による交通事故．日交通科会誌　**16**：46-51, 2017
5) Fukuda M, et al：Survey of hypoglycemia in elderly people with type 2 diabetes mellitus in Japan. *J Clin Med Res*　**7**：967-978, 2015

6) 松村美穂子・他：糖尿病患者の自動車運転．*Prog Med* 32：1605-1611, 2012
7) 伴　晶子・他：パクリタキセル製剤に含まれるアルコールの影響に関する検討．日病薬誌 45：1123-1126, 2009
8) 一杉正仁：運転管理に必要な疾病・薬剤の知識．労働科学 87：240-247, 2011
9) DiMatteo MR：Variations in patients' adherence to medical recommendations：a quantitative review of 50 years of research. *Med Care* 42：200-209, 2004
10) Manteuffel M, et al：Influence of patient sex and gender on medication use, adherence, and prescribing alignment with guidelines. *J Womens Health (Larchmt)* 23：112-119, 2014
11) Hitosugi M, et al：Sudden illness while driving a four-wheeled vehicle：a retrospective analysis of commercial drivers in Japan. *Scand J Work Environ Health* 38：84-87, 2012
12) 飯原なおみ・他：わが国のナショナルレセプトデータベースが示した運転等禁止・注意医薬品の使用実態．医療薬学 40：67-77, 2014
13) 木津純子：抗ヒスタミン薬と自動車運転．特集 自動車運転における疾病と薬剤の影響．*Prog Med* 32：1647-1651, 2012
14) 木津純子：服薬指導と自動車運転．*Prog Med* 36：525-531, 2016

索引

数字

10 秒間足踏み　88
2001（平成13）年道交法改正　21
2013（平成25）年道交法改正　21
2015（平成27）年道交法改正　27
3-3-9 度方式　111

欧文

Barré-Liéou 症候群　88
coronary artery bypass graft（CABG）　96
CRT-D　98
emergency coma scale（ECS）　111
Glasgow coma scale（GCS）　111
grip and release test　88
head compression test　87
ICD 植え込み術　99
Jackson shoulder depression test　87
Japan coma scale（JCS）　111
MSLT　121
MWT　121
myelopathy hand　88
NYHA 心機能分類　98
percutaneous coronary intervention（PCI）　96
spurling test　87
THA　82, 84
TKA　82, 84

あ

アドヒアランス　5
アルコール　150
アルツハイマー病　65

い

意識障害　2
意識内容の変容　110
意識の狭窄　110
意識レベル　110

医師による任意の届出　25
医師の診断書　9
医師法　5
一次性脳障害　110
医薬品医療機器総合機構　148
医療用医薬品添付文書　151
インスリン注射　148

う

植え込み型除細動器（ICD）　96
運転・操縦者　127
運転適性相談　28
運転適性判断　117
運転補助装置　60, 80
運転免許の可否に関する手続き　26
運動器障害　80

え

エアバッグ　144
エコノミークラス症候群　99
エピソード記憶　75
エプワース眠気尺度　118

か

介護保険法第 5 条の 2　36
改正道路交通法（改正道交法）　9, 32
海馬　75
回避行動　2
解離性障害　110
覚醒維持検査（MWT）　121
覚醒レベル　110
過眠性睡眠障害　117
感染性心内膜炎　96
がん治療　127
がんと運転　127

き

記憶障害　73
危険運転致死傷　7
気道の確保　114
急性冠症候群　96
急性症候性発作　49
急性薬物中毒　4

狭心症　96
虚血性心疾患　4, 96
起立性低血圧　99
禁煙補助薬　148
筋弛緩薬　150

け

経口血糖降下薬　149
刑事責任　7
頸椎 MR　90
頸椎側面 X 線像　89
経皮的冠動脈形成術　96
刑法　5
血液分布異常性ショック　114
欠格事由　5
血管内容量低下性ショック　114
健康管理　5
原付　4
見当識障害　110

こ

降圧薬　148
抗うつ薬　149
抗がん剤　150
恒久型ペースメーカー植え込み術　97
高コレステロール治療薬　151
高次脳機能障害　58, 65, 73
講習予備検査　32
抗精神病薬　4, 149
厚生労働省　153
交通外傷　2
交通事故　137
——と視野欠損　138
抗てんかん薬　51, 52, 149
抗パーキンソン病薬　148
抗ヒスタミン薬　149
抗不安薬　149
高齢運転者　7
高齢者講習　9
コントロール　5

さ

酸素化と換気　114
暫定基準値　61
暫定的停止　25

155

散瞳　150
残薬　151

し

シートベルト　143
支援マニュアル　39
自覚がない人　139
視覚失認　75
視機能の障害　58
事故危険率　52, 53
失行症　74
失語症　60, 74
失算　74
失神　3, 93, 99
疾病　2
質問票　9, 24
自転車　4
自動車運転
　　──と糖尿病　103
　　精神疾患患者と──　41
自動車運転死傷行為処罰法　6
自動車改造　92
自動車事故報告規則　3
自動二輪車　4
市販薬　150
社会的行動障害　73
視野欠損　137
　　交通事故と──　138
視野障害　136
就業　127
縮瞳　150
主治医の診断書および臨時適性検査の結果を踏まえた判断基準　12
守秘義務　5
瞬間死　93
循環の確認と適正化　114
常位胎盤早期剥離　143
消化器疾患　3
症候性てんかん　58
上室性不整脈　97
情報提供　153
静脈疾患　98
常用薬　148
職業運転者　3
心因性非てんかん性発作　49
心外閉塞性ショック　114
心筋疾患　97

神経根除圧　91
神経調整性失神　99
神経変性疾患　65
心原性ショック　114
人工股関節全置換術　82
人工膝関節全置換術　82
心疾患　3
心室性不整脈　97
真性大動脈瘤　98
心臓再同期療法　98
身体機能障害　58
身体障害者マーク　60
診断書記載ガイドライン　12
陣痛タクシー　145
心不全　98
心膜疾患　97
心理教育マニュアル　39

す

遂行機能障害　73
睡眠作用　149
睡眠時無呼吸症候群　7
睡眠潜時反復検査（MSLT）　121
睡眠薬　148

せ

生活習慣病　151
精神疾患患者
　　──と自動車運転　41
脊柱管前後径　90
切断　80
切迫早産　143
説明報告義務　34
善管注意義務　34
前期破水　143
前駆症状　6
先天性心疾患　97
前頭側頭葉変性症　68
前頭葉　73

そ

早産　143
僧帽弁狭窄症　96
僧帽弁閉鎖不全症　96
側頭葉　74

側頭葉てんかん
　　──の複雑部分発作　51

た

体調変化　2
大動脈解離　98
大動脈疾患　4
大動脈弁狭窄症　96
タクシー運転者　3
脱法ドラッグ　147

ち

地誌的障害　75
致死的不整脈　98
着衣失行　75
注意喚起　151
注意障害　73
中心視野　139
中枢性過眠症　117
聴覚障害者マーク　11
鎮静作用　149

つ

椎弓形成術　91
つわり　142

て

低血圧　149
低血糖　103, 149
低血糖発作　3
適性判断　127
てんかん　3, 59
てんかん重積状態　69
てんかん症候群　49
展望記憶　75

と

洞機能不全症候群　97
頭頂葉　74
糖尿病　3, 103
　　自動車運転と──　103
動脈疾患　99
同名半盲　59
道路交通法　5

索引

特定後写鏡　11
突然死　93
突発性睡眠　148
ドライビングシミュレーター　139

な

内視鏡検査　6

に

二次性脳障害　110
日内変動　149
任意通報制度　32, 34
妊娠高血圧症候群　143
認知症　65
認知症疾患医療センター　36

ね

眠気評価　117

の

脳血管性認知症　68
脳梗塞　3
脳卒中　3

は

パーキンソン病　3, 65
肺血栓塞栓症　98
バイパス術　96
バリント症候群　76
反射性失神　99
半側空間無視　74
半側身体失認　75
ハンドル　6

ひ

非痙攣性てんかん重積状態　65
肥大型心筋症　96

ヒヤリハット　3
ピンサーメカニズム　90

ふ

複雑部分発作　49
　　側頭葉てんかんの──　51
不整脈　4, 97
ブレーキ反応時間　82, 84

へ

閉塞性睡眠時無呼吸　117
ペースメーカー植え込み術　97, 99
辺縁系脳炎　110
変形性頸髄症　86
変形性頸椎症　86
変形性股関節症　80
変形性膝関節症　80
変形性脊髄症
　　──患者の運転リスク　91
弁置換術　97
片頭痛　3
弁膜症　96

ほ

剖検例　2
房室ブロック　97

ま

街並失認　75
マリファナ　147

み

道順障害　75
みなし継続　25

む

無自覚低血糖　105

め

メタアナリシス　151
免許基準　140
免許再取得時の試験の一部免除　25
免許の拒否等　22
免許の拒否又は保留の事由となる病気等　23
免許の条件　22
免許の取消し，停止等　22
免許の取消し又は停止の事由となる病気等　23

や

薬剤　6
薬剤抵抗性てんかん　52
薬剤有害事象自発報告データベース　148
薬毒物　147

ら

卵巣奇形腫関連傍腫瘍性脳炎　110

り

両室ペーシング機能付き植え込み型除細動器（CRT-D）　98
療養指導　2
緑内障　136, 150
臨時適性検査　9

ろ

ロングフライト症候群　99

わ

腕神経叢　87

臨床医のための疾病と自動車運転

発　　行	2018年3月20日　第1版第1刷©
編　　集	一杉正仁　武原　格
発行者	青山　智
発行所	株式会社　三輪書店
	〒113-0033　東京都文京区本郷6-17-9　本郷綱ビル
	☎ 03-3816-7796　FAX 03-3816-7756
	http://www.miwapubl.com
装　　丁	パント大吉
印刷所	シナノ印刷株式会社

本書の内容の無断複写・複製・転載は，著作権・出版権の侵害となることがありますのでご注意ください．
ISBN978-4-89590-618-0 C3047

JCOPY 〈(社)出版者著作権管理機構　委託出版物〉
本書の無断複製は著作権法上での例外を除き禁じられています．複製される場合は，そのつど事前に，(社)出版者著作権管理機構（電話 03-3513-6969，FAX03-3513-6979，e-mail：info@jcopy.or.jp）の許諾を得てください．

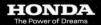

「もう一度運転したい」
この相談にどうご対応されてますか?

高次脳機能障害などで運転を中断された方の多くが
運転再開を希望されていますが、
リハビリテーションの現場では、運転能力評価の方法や
基準が確立されていないため、支援が難しいのが実情です。

Hondaは、運転復帰をめざす方、それを支える皆さまを
支援するために院内で簡単にできるシミュレーターソフトと
車両を用いた訓練を揃え、全国の病院や
Hondaの交通教育センターでご使用いただいています。
ぜひ一度お問い合わせください。

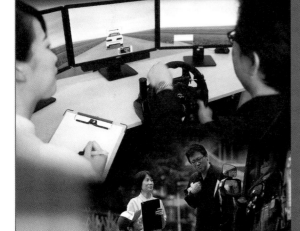

運転復帰までの流れ

従来 ┄┄ Hondaのご提案

病棟／施設での机上検査（神経心理学的検査など）

シミュレーターによる評価サポート
リハビリテーション向け運転能力評価サポートソフト

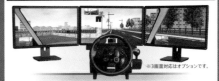
※3画面対応はオプションです。

▼ 付属のペダルやハンドルを用い、運転の反応の
速さや正確さ、動作や集中力、判断力を測定

▼ その結果を健常者のデータと比較し、
年代別の5段階評価で運転レベルを測定

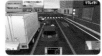

［運転能力評価画面例］　［結果出力例］

車両に乗らなくても院内で運転能力が評価できます

客観的データを示すことで納得性が高まります

自動車運転訓練による評価サポート
自操 安全運転プログラム

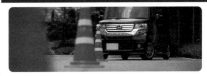

▼ Hondaの交通教育センターや
提携する自動車教習所等で実施

▼ 安全運転に必要な「走る」「曲がる」「止まる」といった
基本操作や基礎感覚を車両を走行させ把握／訓練

▼ 車両訓練後に振り返りを行うため、
本人や家族に状態を納得してもらいやすい

運転免許試験場（適性検査／臨時適性検査）

Safety for Everyone

お問い合わせ　本田技研工業株式会社 安全運転普及本部　Tel.03-5412-1736　Fax.03-5412-1737

詳しくはHonda「**交通安全への取り組み**」ページで紹介しています。

ホンダ　交通安全 検索　www.honda.co.jp/**safetyinfo/simulator/rehabilitation/**

■ 臨床医に求められる自動車運転再開許可判断に関わるすべての情報・知識を網羅！

脳卒中・脳外傷者のための自動車運転【第2版】

監修 林　泰史（原宿リハビリテーション病院名誉院長）
　　　　米本　恭三（東京慈恵会医科大学名誉教授）
編集 武原　格（東京都リハビリテーション病院リハビリテーション部長）
　　　　一杉　正仁（滋賀医科大学社会医学講座法医学部門 教授）
　　　　渡邉　修（東京慈恵会医科大学第三病院リハビリテーション科 教授）

好評

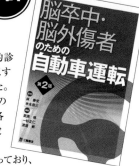

今回の改訂では、より一般医の読者を意識し、初版2つの章を「臨床医の判断―医学的診断書の作成にあたって」の章としてブラッシュアップ、自動車運転の許可判断において確認すべきポイントと判断の決め手、具体的な診断書の書き方をよりわかりやすく理解できるようにした。

また初版でのドライビングシミュレーターによる運転評価に加え、「実車による評価と訓練」の章を新設、さらに運転再開に向けた地域での取り組みとして、あらたに福岡県、千葉県の各施設における取り組みを追加。現在取り組んでいる地域はもちろん、これからの地域・施設にとっても参考となるであろう。

疫学的数値や交通事故についての実態、薬剤や法的知識など全章にわたりupdateを行っており、まさに最新版といえる仕上がりとなっている。

■ **主な内容** ■

第1章　現状とニーズ
はじめに
社会的現状と問題点
臨床現場の現状と問題点
研究活動の現状
患者・医療関係者の現状とニーズ
患者が望む支援
医療関係者が知りたい情報

第2章　脳卒中・脳外傷の疫学
脳卒中
脳外傷

第3章　交通事故の実態
わが国における交通事故の発生状況
自動車運転とその背景
交通事故と経済損失
世界における交通事故の実態
まとめ

第4章　運転に求められる身体機能
はじめに
法令上の規定
身体機能障害と運転の実際

第5章　運転に求められる高次脳機能
はじめに
自動車運転の概念的モデルと関連する高次脳機能
神経心理学的検査における評価
運転が可能な高次脳機能障害者の安全運転のための配慮

第6章　運転に際して留意すべき疾患
はじめに
運転中の体調変化が事故につながる
特に注意すべき疾患
事故予防を目的とした疾患管理の重要性

第7章　薬剤と自動車運転
薬剤の副作用による運転
代表的な薬剤と諸症状
市販薬について
添付文書と薬剤の選択
適切な服薬指導

第8章　運転再開に際して求められる法的知識
自動車運転と法律
自動車運転免許制度
障害と自動車運転免許
身体の障害と自動車運転免許
疾病と自動車運転免許
医学的見地に基づく現行制度の問題点
まとめ

第9章　諸外国の障害者運転への法的対応
はじめに
運転事故と背景となる医学的要因
障害者の運転再開に関する報告
障害者に対する運転免許証の許可に関する規約
運転適性に関して，DVLAが医療専門職に向けて示しているガイドライン
まとめ

第10章　運転再開のための自動車改造
はじめに
歩み
運転補助装置の種類
運転補助装置の特徴
入手方法
選定
安全基準と責任
経済的な補助等
まとめ

第11章　ドライビングシミュレーター(DS)による運転評価
DSの普及
DSに関する法規
DSの利点について
DSによる操作結果の評価
脳損傷者の運転再開に向けたDSの応用
まとめ

第12章　実車による評価と訓練
はじめに
運転評価と運転訓練の流れ
運転評価
運転訓練
教習所に運転評価や教習を依頼する前の確認事項
まとめ

第13章-①　運転再開に向けた地域での取り組み
―東京都リハビリテーション病院における取り組み
はじめに
当院の取り組み
評価
個別介入
自動車教習所との連携
症例提示
まとめと今後の展望

第13章-②　運転再開に向けた地域での取り組み
―産業医科大学における取り組み
はじめに
当院の自動車運転再開支援の開始
簡易自動車運転シミュレーターの開発
症例提示
高次脳機能障害者の自動車運転再開の指針 Ver.2の紹介
症例提示
当院の現状と課題
まとめ

第13章-③　運転再開に向けた地域での取り組み
―千葉県千葉リハビリテーションセンターにおける取り組み
はじめに
評価の流れと内容
評価実績と実車評価
関係機関との連携と支援者育成
症例提示
今後の課題

第14章　臨床医の判断
―医学的診断書の作成にあたって
はじめに
医学的問題について
まとめ

第15章　Q&A

付　表　道路交通法・道路交通法施行令・道路交通法施行規則

索　引

● 定価（本体 3,400 円+税）　B5　176頁　2016年　ISBN 978-4-89590-578-7

お求めの三輪書店の出版物が小売書店にない場合は，その書店にご注文ください．お急ぎの場合は直接小社まで．

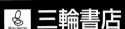
三輪書店

〒113-0033 東京都文京区本郷6-17-9 本郷綱ビル
編集 ☎03-3816-7796　FAX 03-3816-7756　　販売 ☎03-6801-8357　FAX 03-6801-8352
ホームページ：https://www.miwapubl.com